PROF. DR. MAXIMILIAN MOSER

Vom richtigen Umgang mit der Zeit

Die heilende Kraft der Chronobiologie

Allegria

Wichtiger Hinweis

Die Ratschläge in diesem Buch sind vom Autor und dem Verlag sorgfältig erwogen und geprüft. Sie bieten jedoch keinen Ersatz für kompetenten therapeutischen oder medizinischen Rat. Jeder Leser ist für sein eigenes Handeln selbst verantwortlich. Alle Angaben in diesem Buch erfolgen daher ohne jegliche Gewährleistung oder Garantie seitens des Verlages oder des Autors. Eine Haftung des Autors bzw. des Verlages und seiner Beauftragten für Personen-, Sach- und Vermögensschäden oder die Inhalte von Webseiten Dritter ist ausgeschlossen. Zum Zeitpunkt der Drucklegung waren alle angegebenen Internetadressen aktuell.

MIX
Papier aus verantwortungsvollen Quellen
FSC® C083411

Allegria ist ein Verlag der Ullstein Buchverlage GmbH

ISBN: 978-3-7934-2323-2

Lektorat und Schreibbegleitung: Diane Zilliges
Innenillustrationen: © fotolia: Seite 29 Danussa, Seite 36 f. Volodymyr Vechirnii, Seite 135 marinavorona, Seite 187 Lisla, Seite 193 f. Seamartini Graphics, Seite 211 senoldo
Umschlaggestaltung: zero-media.net, München
Gesetzt aus der Minion
Satz: Keller & Keller GbR
Druck und Bindearbeiten: CPI books GmbH, Leck
Printed in Germany

Inhalt

»Was also ist Zeit?
Wenn mich niemand fragt, weiß ich es,
soll ich es einem Fragenden erklären,
weiß ich es nicht.«
Augustinus

Einleitung

An einem kühlen Frühlingsabend des Jahres 1982 hatte ich auf dem Schlossberg des Studentenstädtchens Marburg an der Lahn eine Verabredung, die mein weiteres Leben entscheidend bestimmen sollte: In der einbrechenden Dämmerung, die vom Rot des westlichen Himmels gefärbt war, kam eine sehr aufrechte, hochgewachsene Gestalt direkt auf mich zu.

»Hildebrandt!« stellte sich der Mann mit prüfendem Blick und einem festen Händedruck vor, »freut mich, dass Sie den Weg zu uns gefunden haben!« Einige Briefe hatten wir schon gewechselt, doch auf Tagungen meiner Fachkollegen hatte ich vergeblich nach ihm Ausschau gehalten. Nun konnte ich ihn all die Dinge fragen, die mich schon lange beim Lesen seiner Arbeiten beschäftigt hatten.

Wir saßen beim Dessert im Schlossgasthof – Hildebrandts Schattenmorellen waren nicht serviert worden, da sie der Kellner schlicht vergessen hatte. Interessant, wie das Gedächtnis bei wichtigen Momenten im Leben fotografisch wird. Dabei hatte ich so viele andere faszinierende Dinge an diesem Tag gesehen: Das Institut für Arbeitsphysiologie und Rehabilitationsforschung, durch das mich Friedhart Raschke, mittlerweile Professor und in einer Klinik in Norderney, geführt hatte. Den damals hochmodernen Großrechner – heute von jedem PC in den Schatten gestellt –, der auf die Aufzeichnung und Analyse menschlicher Rhythmen spezialisiert war. Und vor allem die Ergebnisse: Rhythmen des Lebens, auf die die wissenschaftliche Aufmerksamkeit gelenkt wurde! Gunther Hildebrandts Institut war eines der ersten in Europa, das sich weitgehend auf Chronobiologie, die Erforschung der Körperrhythmen, spezialisiert hatte. Er selbst hat sein ganzes Forscherleben diesem Thema und seiner Verbindung mit Gesundheit und Krankheit gewidmet. Als hochmusikalischer Mensch hatte er früh erkannt, dass es nicht nur zufällige Schwankungen waren, die empfindliche Messgeräte aufzeichneten, wenn Parameter wie Körpertemperatur, Durchblutung oder Herzschlagtätigkeit über längere Zeit gemessen wurden. Es waren vom Körper selbst erzeugte Rhythmen. Bald war dies seine Schlüsselerkenntnis: Leben ist Rhythmus. Ohne Rhythmen ist kein dauerhaftes, kein gesundes Leben möglich.

Für meine wissenschaftliche Arbeit hatte die Begegnung mit Hildebrandt tiefgehende Konsequenzen: Mein Hauptgebiet war zu diesem Zeitpunkt die Kreislaufforschung, und ich hatte schwerwiegende Zweifel, ob die Art und Weise, wie die herkömmliche Schulmedizin mit Gesundheit und Krankheit umging, für die betroffenen Patienten wirklich nützlich sei. Zu wenig wurde in der Medizin für mein Empfinden die Fähigkeit zur Selbstheilung beachtet, es gab auch kaum Forschung auf diesem Gebiet. Dafür lag der Schwerpunkt auf einer zwingend pharmakologischen Beeinflussung von Körpervorgängen. Mit welchen Medikamenten kann man den Blutdruck nach unten regeln, wenn er zu hoch ist? Mit welchen erhöht man ihn, wenn er zu niedrig ist? Ich war zu diesem Zeitpunkt in einer ernsten Sinnkrise, da mir diese Art des Zugangs zum menschlichen Körper zu brachial, ja beinahe gewalttätig, erschien.

Nun tat sich auf einmal ein neues Forschungsgebiet vor mir auf, die Chronobiologie. Sie ermöglichte es, dem menschlichen Organismus direkt bei der Selbstregulation, also quasi beim Gesundwerden, zuzusehen. In der Wissenschaftstheorie kann man ja unterscheiden zwischen »Machtwissen«, das dem Menschen Macht über die Natur oder die Körpervorgänge gibt, und »Wesenswissen«, bei dem es mehr um das Verständnis von Natur und Mensch geht. Machtwissen ist bis heute sehr gefragt, da viele Menschen der Meinung sind, dass man die Natur und damit auch den Körper beherrschen muss. Das Ergebnis einer so orientierten Wissenschaft und ihrer technologischen Umsetzung kann man unter anderem am Klimawandel und den damit verbundenen Problemen beobachten. In der Medizin führt diese Betrachtungsweise dazu, gegen jedes Leiden eine »Pille« zu erfinden. Was dabei aber passiert, ist, dass man die Selbstkompetenz des menschlichen Organismus untergräbt. Die sich daraus ergebenden Probleme sind vielfältig, ich nenne hier nur drei davon:

- Wenn bestimmte Körperfunktionen durch pharmakologische Mittel ersetzt werden, verliert der Körper seine Selbstheilungskompetenz. Es verkümmern die normalerweise in dem Bereich aktiven Organsysteme, denn jedes nicht genutzte Organ im lebenden Organismus wird zurückgebildet.
- Der Schutz, den uns Antibiotika im Notfall geben können, wird zum Bumerang, wenn sie im Übermaß und ohne wirkliche Notwendigkeit eingesetzt werden: Es entstehen resistente Keime, die heute in vielen Krankenhäusern bereits zahlreiche Todesopfer fordern. Menschen, die von solchen Keimen befallen werden und daran nicht sterben, müssten eigentlich den Rest ihres Lebens in Quarantäne verbringen.

- Ein Lebensstil, der im Vertrauen auf die allmächtige Medizin keine Rücksicht auf die Bedürfnisse des Organismus nimmt, kann zu Zivilisationskrankheiten wie Diabetes oder Alzheimer führen, die jahrelanges Leiden und intensive medizinische und/oder pflegerische Betreuung benötigen. Die moderne Medizin kann solche »chronischen« Leiden durch starke Medikamente zwar lindern, aber nicht mehr heilen. Sie scheint auch kein großes Interesse daran zu haben, ihre Patienten und damit Kunden dauerhaft zu heilen oder präventiv vor chronischen Erkrankungen zu schützen.

Die Chronobiologie und ihre Umsetzung in der Chronomedizin zeigt dagegen, dass man durch die Beachtung und Unterstützung der biologischen Rhythmen im Rahmen eines vernünftigen Lebensstils die Selbstheilungskompetenz enorm fördern kann. Ein Organismus, der schwingungsfähig ist, der also gut mit den natürlichen Rhythmen mitgehen kann, reguliert sich sehr viel besser. Ein angemessener Lebensstil verstärkt dabei gerade diese Schwingungsfähigkeit. Stabilität und damit Gesundheit entstehen also aus dieser Schwingungsfähigkeit.

Seit meiner Begegnung mit Hildebrandt haben zahlreiche wissenschaftliche Arbeiten gezeigt, dass sein Konzept sinnvolle medizinische und auch für das Leben wichtige Konsequenzen hat. Wir kennen heute messbare Verbesserungen der Gesundheit und wissen sogar um bessere Chancen bei der Heilung von Krankheiten. Ein gesundes und langes Leben im Vollbesitz körperlicher und geistiger Kraft ist durch die Anwendung chronobiologischer Prinzipien in Verbindung mit einem gesundheitlich sinnvollen Lebensstil tatsächlich möglich. Medizinisch-pharmakologische Eingriffe sind dort angebracht und nötig, wo es dringend notwendig ist: bei Unfällen und akuten schweren

Erkrankungen. Im Alltagsleben sind der Lebensstil und die Beachtung der biologischen Rhythmen für die Erhaltung der Gesundheit am wichtigsten. Und genau dabei kann jeder Mensch, können Sie für sich und Ihre Familie eine Menge tun.

Dieses Buch möchte Sie in die wunderbare Welt der biologischen Rhythmen und der Selbstheilungskompetenz des Organismus führen. In unterschiedlichen Bereichen werde ich Ihnen zeigen, wie Sie durch einfache, aber wirkungsvolle Maßnahmen Ihr Leben rhythmischer und damit gesünder gestalten können. Die tägliche Arbeit wird Ihnen leichter fallen, der Urlaub mehr Freude machen. Stress wird gemindert und Ihre körperliche Gesundheit verbessert werden. Ein paar Blicke über den Tellerrand zu einer sinnvollen Ernährung aus chronobiologischer Sicht und sogar zur Verbesserung der Qualität Ihrer Lebensmittel werden wir in dem Buch ebenfalls werfen.

Der Rhythmus des Lebens

Die Wissenschaft braucht ihre Zeit für neue Erkenntnisse. Hildebrandt führten seine Forschungsergebnisse zunächst in die Isolation. Hämische Kommentare der Fachkollegen – »Der sieht überall Harmonien« – folgten seinen Vorträgen. Wahrscheinlich war es die Unvoreingenommenheit meiner Jugend, ich war damals 25, die die Suche nach der Wahrheit vor die Anpassung an die Dogmen der Wissenschaftsgemeinde stellte. Ich bewunderte Hildebrandt, sein Institut, sein Werk. Er hatte lebenslang auf Tierversuche verzichtet, weil er derartige Experimente ethisch äußerst fragwürdig fand. Er forschte an Gesunden, während die meisten anderen möglichst exotische Krankheiten zu entdecken suchten. Er untersuchte naturheilkundliche und homöopathische Mittel, als die Schulmedizin noch all dies als Hokuspokus verteufelte, so wie es die Inquisitoren der Kirche mit Galilei und den Naturwissenschaften zuvor getan hatte.

Was aber war das Besondere an Hildebrandts Zugang zu den Rhythmen? Schon im 18. Jahrhundert hatte Jean Jacques d'Ortous de Mairan, ein französischer Geophysiker, beobachtet, dass Mimosen ihre Blätter am Tag heben und in der Nacht senken. Mairan hatte die glänzende Idee, ein paar Pflanzen in eine Kammer völlig ins Dunkel zu stellen – und siehe da, die Mimosen hoben und senkten ihre Blätter auch dort. Der erste »endogene«, also aus dem Inneren der Pflanze selbst kommende Rhythmus war entdeckt. Allerdings folgten die Pflänzchen nun nicht mehr dem Sonnenlauf, sondern schrieben ihren eigenen Rhythmus, der ein wenig vom äußeren Tag abwich. Dieser innere Tageslauf sollte etwa 200 Jahre später vom Chronobiologen Franz Halberg als »circadianer Rhythmus« bezeichnet werden, im Unterschied vom ziemlich genau 24-stündigen geologischen Tag-Nacht-Rhythmus.

Das Erstaunliche dabei, das bis etwa 1950 wieder in Vergessenheit geraten sollte, war die Tatsache, dass die Natur den Rhythmus offensichtlich für so wichtig hielt, dass sie ihn in diese Pflänzchen eingebaut hatte. Nicht genau, sondern mit einer gewissen Ungenauigkeit, die jeden Morgen durch das Licht der Sonne wieder korrigiert wurde. Im Inneren aller Lebewesen, das wissen wir heute, läuft nicht nur eine, sondern laufen Milliarden, ja sogar Hunderte Billionen innere Uhren, die durch das Tageslicht aufeinander und auf die Außenwelt abgestimmt werden. Es gibt sie in jeder Zelle des Körpers. Äußere Zeitgeber können diese inneren Uhren beachten oder ihnen eine andere Zeitstruktur aufzwingen. Letzteres kann unangenehme Folgen haben, wenn es immer wieder passiert.

Die inneren Uhren des Tagesablaufs, also die circadianen Uhren der vielen Zellen, werden durch einen Kern im Inneren unseres Gehirns koordiniert. Dieser Kern befindet sich direkt über der Kreuzung der optischen Nervenbahnen hinter der Nase und heißt *Nucleus suprachiasmaticus* (»Kern oberhalb der Kreuzung der Sehnerven«). Seine unmittelbare Nähe zu den vom Auge kommenden Sehnerven verdankt er seiner Beziehung zum Licht, das der wichtigste Zeitgeber für den Organismus ist.

Der Begriff »Zeitgeber« stammt übrigens vom deutschen Chronobiologen Jürgen Aschoff, der in den 50er- und 60er-Jahren des 20. Jahrhunderts – die Beatles übten in Liverpool gerade ihre ersten Nummern – seine berühmten Bunkerversuche in Andechs bei München durchführte.

Die innere Uhr

Aschoffs Studenten gingen damals freiwillig für Wochen in einen Bunker – ohne Uhr und ohne soziale Kontakte nach außen, mit Ausnahme des Essens, das auf Anforderung durch eine Schleuse geschoben wurde. In diesen Versuchen wurde erstmalig nachgewiesen, dass auch beim Menschen die innere Uhr Abweichungen von der 24-Stunden-Rhythmik zeigt, wenn sie kein Tageslicht zur Synchronisation erhält – eben keinen Zeitgeber. Es wurde aber auch gezeigt, dass der innere Tag-Nacht-Rhythmus über Monate mit einer mittleren Periodendauer von 24,86 Stunden aufrechterhalten wird, gemittelt über insgesamt 300 Versuchspersonen. Es gibt also wieder eine kleine Abweichung von der genauen Sonnenumlaufzeit von 24 Stunden, wie bei der Mimose. Und es gibt wieder eine in den Organismus eingebaute innere Uhr.

In den Versuchen Aschoffs und anderer Chronobiologen zeigte sich außerdem erstmalig, dass die Abtrennung der inneren Rhythmen von den äußeren psychiatrische Symptome erzeugen konnte – Depressionen traten auf, auch psychotische Zustände. Hildebrandt berichtete mir von einem Versuch, der in seiner Arbeitsgruppe stattgefunden hatte: Ein sehr talentierter wissenschaftlicher Mitarbeiter unterzog sich einem längeren Aufenthalt in der Isolationskammer, rund um die Uhr gut überwacht vom Versuchsteam. Scheinbar lief alles nach Plan: Messungen wurden durchgeführt, Essen durch die Schleuse gereicht, die aus der Kammer zurückkommenden Briefe und Protokolle sahen für die begleitenden Psychologen nicht ungewöhnlich aus. Dann wurde der Versuch beendet. Der Mitarbeiter kam aus den Isolationsräumen und begab sich, Weihnachten stand vor der Tür, zunächst für einige Tage auf Urlaub. Von dort schrieb er eine Karte: Es habe einige Zeit gebraucht, bis er sich wieder in der Welt außerhalb des Bunkers zurechtfand. In der Isolation habe er den Betreuern zudem etwas verschwiegen: Er habe nämlich regelmäßig Besuch von seinen Eltern und seinem Hund gehabt. Beide seien allerdings schon einige Jahre tot gewesen …

Die naheliegende Erklärung, dass Isolation durch die soziale Abschottung psychotische Symptome erzeugen könne, greift nur zum Teil. Die Abschottung von den äußeren Rhythmen ist mindestens ebenso bedeutend für die Destabilisierung der Psyche. Auch bei psychiatrischen Erkrankungen wie Depressionen und Psychosen ist oft die Störung des Tag-Nacht-Rhythmus oder die Schlaflosigkeit ein erstes Krankheitsanzeichen.

Bereits im Kleinen ist das spürbar. Sicher haben Sie schon bemerkt, dass an einem trüben Tag alles schrecklich sein kann: Der Frühstückskaffee schmeckt nicht so richtig, der Partner oder die Partnerin gibt nur einsilbig Antwort oder ist verstimmt, im Büro sind alle unfreundlich. Wissenschaftler haben tatsächlich herausgefunden, dass der November nicht nur das trübste Wetter zeigt, sondern auch der Monat mit der schlechtesten Stimmung ist. Die fehlende Sonne nimmt uns die Freude, den Lebensmut und den Antrieb. Ganz anders ein strahlender Frühlingsmorgen im Mai: Jetzt schmeckt der Kaffee, das Partnergespräch läuft bestens, und auch im Büro wird alles mit Schwung erledigt. Sonne beschert uns tiefgreifende physiologische und auch psychische Veränderungen, und zwar in der Regel zum Guten.

Sehzellen, die kein Bild schaffen

Wie schon erwähnt ist Licht unser wichtigster Zeitgeber, das haben zahlreiche Studien bis in die jüngste Vergangenheit immer wieder bestätigt. Bereits in den 1960er-Jahren hatte man beobachtet, dass Blinde, deren Augenäpfel aus ästhetischen Gründen entfernt worden waren, schwere vegetative Störungen entwickelten, periodische Kopfschmerzen und Depressionen sowie Schlafstörungen. Vor wenigen Jahren löste die Suche nach der Ursache dafür eine kleine wissenschaftliche Sensation aus: Ein neuer Sehfarbstoff, nur dazu ausgelegt, Tageslicht wahrzunehmen, wurde im Auge entdeckt!

Dieses sogenannte Melanopsin (griech.: »schwarzer Sehfarbstoff«) war bis dahin nur bei Ur-Blaualgen und einigen Pflanzen bekannt und ist besonders im kurzwelligen Grün-Blau-Farbbereich lichtempfindlich. Der chemische Farbstoff war nicht der Gleiche wie in den schon lange bekannten Zapfen und Stäbchen unserer Netzhaut, man fand ihn vielmehr in eigenen, unscheinbaren Nervenendigungen des Augenhintergrundes, die 1998 endgültig als lichtempfindlich erkannt und deren Verlauf zum schon erwähnten suprachiasmatischen Kern im Gehirn nachgewiesen wurde. Seine Aufgabe ist die Synchronisation der inneren Uhren mit dem äußeren Tageslicht und -ablauf.

In der Folge zeigte sich, dass tatsächlich eine neu entdeckte Sinneszelle hinter diesen Beobachtungen stand – die erste seit 1880 entdeckte Sinneszelle im Auge. Der Grund für diese späte Entdeckung war wohl, dass sich dieser Lichtsinn dem menschlichen Bewusstsein verbarg. Auch Blinde haben die Fähigkeit, ihre Körperrhythmen mit dem äußeren Tag zu synchronisieren, allerdings nehmen sie das Licht nicht bewusst wahr, nur ihr vegetatives System und ihre Körperrhythmen stellten sich darauf ein.

Die Art des Sehfarbstoffs machte klar, dass es sich um ein Relikt aus der Urzeit handelte. Noch bevor irgendein Lebewesen bewusst Licht wahrnahm, steuerten Melanopsine bereits den Ablauf der Zellfunktionen bei Blaualgen und anderen frühen Lebensformen und stellten die innere Uhr. Da man diese Farbstoffe beim Menschen nicht vermutet hatte, waren mit ihrer Entdeckung auch alle bisherigen Messungen der Lichtempfindlichkeit der menschlichen Körperrhythmik ungültig. Am Abend und im Schlaf wird beim gesunden Menschen nämlich ein besonderes Hormon gebildet, das Melatonin, das verschiedene wichtige Aufgaben im Körper erfüllt. Melatonin ist unser bestes Antioxidans und schützt unsere Körpergewebe vor freien Sauerstoffradikalen, die zu einer Schädigung und vorzeitigen Alterung von Körperzellen führen können. Außerdem macht es müde und wird auch erfolgreich für die Behandlung von Schlafstörungen und Jetlag verwendet. Die Produktion des Melatonins, das hatte man schon in den 1990er-Jahren entdeckt, wird durch helles Licht unterdrückt. Das ist am Tag sinnvoll, da man ja zu dieser Zeit frisch und munter sein sollte. In den ersten Versuchsanordnungen zur Messung der Melatoninunterdrückung hatte man das rötliche Licht von Glühbirnen verwendet, und dabei erst ab 1000 Lux, was sehr hellem Bürolicht entspricht, eine solche Drosselung feststellen können. 1998 wiederholte man die Messungen mit blau-grünem Licht, für das der neuentdeckte Sehfarbstoff Melanopsin besonders empfindlich ist. Und siehe da, nicht mehr 1000 Lux waren erforderlich, um die für die Gesundheit wichtige Melatoninausschüttung in der Nacht zu stören, sondern schwache 3 Lux blaugrünes Licht reichten dafür bereits aus. Dies war um weniges heller als Mondlicht. Alle arbeitsmedizinischen Lehrbücher zu diesem Thema mussten umgeschrieben werden.

Diese Ergebnisse haben Relevanz für Ihr ganz persönliches Leben und Wohlbefinden: Schon ganz schwaches, tageslichtähnliches Licht kann die körpereigene Rhythmik empfindlich stören, wenn es zur falschen Uhrzeit – etwa um 2 Uhr morgens – auf Ihre Netzhaut einwirkt. Abends beginnt der Körper mit einsetzender Dunkelheit, vermehrt Melatonin zu produzieren, das für Regeneration und Schlaf sorgt und die freien Radikale im Blut und Gewebe unschädlich macht. Schauen Sie mitten in der Nacht für wenige Minuten auf den Fernsehbildschirm oder setzen sich den Energiesparlampen im Schlafzimmer oder Bad aus, kann das bereits die Melatoninproduktion – und damit die nächtliche Regeneration und allgemeine Rhythmik im Organismus – drastisch reduzieren. Das hat empfindliche Konsequenzen für die Frage, welche Lampen in Bade- oder Schlafzimmer installiert werden sollen. Leuchtstoffröhren und leider auch Energiesparlampen sind besonders im Blau-Grün-Bereich aktiv. Ebenso Fernseher und Computerbildschirme. Nur die klassische Glühlampe und in ähnlichem Maß die Halogenleuchte lassen unsere Körperrhythmen unbehelligt, wenn wir sie in der Nacht einschalten. Sie werden in den weiteren Kapiteln noch viele Möglichkeiten kennenlernen, Ihr Leben möglichst rhythmusgesund zu gestalten und auch heute noch an herkömmliche Glühbirnen heranzukommen sowie auch abends benutzte Bildschirme besser verträglich zu machen.

In unserem modernen Alltag mag so etwas übertrieben klingen. Doch man muss sich darüber im Klaren sein, dass noch vor zwei oder drei Generationen elektrisches Licht gar nicht verfügbar war. Unsere Urgroßeltern standen mit den Hühnern auf und gingen kurz nach Sonnenuntergang wieder ins Bett. Gaslicht gab es ab Ende des 19. Jahrhunderts in manchen Städten. Bis dahin und auf dem Land wurden Kerzen oder ein Kienspan entzündet oder man saß am Lagerfeuer oder am offenen Kamin zusammen. Wir wissen heute, dass das gelblich-rötliche Licht des Feuers unserem Organismus nicht schadet, dass es die Produktion des Melatonins nicht stört. Man wird auch früher müde, wenn das Licht im Zimmer gelblich ist und man nicht in einen blauen Bildschirm schaut. Eigentlich logisch, wenn man bedenkt, dass unsere Vorfahren zwei Millionen Jahre lang am Lagerfeuer geruht haben. Wir aber haben in relativ kurzer Zeit unsere Lebensbedingungen von Grund auf verändert.

Völlig aus dem Rhythmus

Im Jahr 2000 rüttelte eine Studie, die ursprünglich von der Iceland Air in Auftrag gegeben worden war, die wissenschaftliche Fachwelt auf. Die isländische Luftfahrtgesellschaft hatte beobachtet, dass Piloten besonders hohe Krebsraten, insbesondere beim schwarzen Hautkrebs, dem Melanom, aufwiesen. Da

Flugzeuge in großer Höhe der sogenannten Höhenstrahlung ausgesetzt sind, nahm man an, dass diese Strahlenbelastung wohl der erste Grund sei. Zusätzlich unterteilte man die Krankheitsfälle in Piloten, die vorwiegend Nord-Süd-Flüge durchgeführt hatten, und solche mit überwiegend Ost-West-Flügen. Im ersten Fall war die Überlegung, dass Piloten, die zum Beispiel nach Afrika fliegen, ihre Freizeit am Strand verbringen und dadurch einer hohen und für ihre – wenig pigmentierte – isländische Haut schädlichen zusätzlichen UV-Bestrahlung ausgesetzt würden. Man vermutete, dass diese Gruppe ein noch höheres Hautkrebsrisiko habe als die Ost-West-Flieger. Tatsächlich jedoch zeigten die Ost-West-Flieger ein fünfmal so hohes Krebsrisiko wie Nord-Süd-Flieger.

Es stellte sich heraus, dass offensichtlich der Jetlag, der durch das Überfliegen mehrerer Zeitzonen in Ost-West-Richtung entsteht, die Ursache für das erhöhte Krebsrisiko war und nicht die erhöhte UV-Bestrahlung in Afrika. Und das auch beim Hautkrebs. Kurz darauf wurde die Thematik von mehreren internationalen Forschungsteams nochmals bei Nacht- und Schichtarbeit untersucht, und auch hier erwiesen sich Rhythmusstörungen durch wechselnde Arbeitsschichten als besonders gefährlich für das Auftreten von Krebs – in diesem Fall Brustkrebs. Frauen, die über mindestens sieben Jahre im Wechselschichtbetrieb gearbeitet hatten, zeigten im Durchschnitt von 14 Studien eine um etwa 50 Prozent erhöhte Wahrscheinlichkeit, im Lauf des weiteren Lebens an Brustkrebs zu erkranken. Da Brustkrebs die häufigste Krebserkrankung überhaupt ist, ist dies ein dramatischer Anstieg. Von 100 europäischen oder US-amerikanischen Frauen bekommen in der Lebenszeit 10 bis 13 Brustkrebs, bei japanischen Frauen sind es nur 2 bis 3 von 100. Warum?

Viele Menschen in Japan leben noch sehr rhythmisch, das ist oder war zumindest Teil der japanischen Lebensform. Frauen, die den Atombombenabwurf in Hiroshima überlebt haben, zeigten durch die Belastung mit radioaktiven Strahlen eine doppelt so hohe Brustkrebsrate wie der japanische Durchschnitt, was aber noch immer nur die Hälfte des europäischen oder US-amerikanischen Wertes ist. Neben der gesundheitlich sehr vernünftigen traditionellen Ernährung in Japan spielt sicher das rhythmische und gleichmäßige Leben vieler Japanerinnen eine Rolle für die geringe Krebsrate.

Weitere Studien zum Prostatakrebs, einer der häufigsten Krebsformen bei Männern, ergab eine ähnliche Erhöhung des Auftretens als Folge von Nacht- und Schichtarbeit. Das Wachstum beider Krebsformen, Brustkrebs wie auch Prostatakrebs, wird oft von Sexualhormonen gesteuert, sodass angenommen wird, dass insbesondere die Störung des Hormonsystems durch Nacht- und Schichtarbeit diese schlimmen Auswirkungen verursacht. Aber auch Herzinfarkte und Fettstoffwechselstörungen steigen als Folge von Nacht- und Schichtarbeit um etwa 50 Prozent an.

Interessanterweise treten die negativen Effekte dann nicht auf, wenn regelmäßig Nachtarbeit durchgeführt wird. Nachtportiere, die *immer* in der Nacht arbeiten, weisen Studien zufolge keine erhöhte Krebswahrscheinlichkeit auf. Ein ständiger Wechsel der Arbeitszeit scheint also besonders schädlich zu sein. Der Organismus muss sich dann fortwährend anpassen und kommt dadurch aus dem Tritt. Die Synchronisation, also die Abstimmung zwischen den einzelnen Rhythmen des Organismus, geht verloren. Die Organe sprechen dann gewissermaßen nicht mehr miteinander oder hören auch nichts mehr voneinander. Das ist der Zustand, der auch bei Krebskranken zu beobachten ist: In einer Studie mit mehreren deutschen Krebskliniken haben wir herausgefunden, dass biologische Rhythmen bei Krebskranken stark abgeschwächt und gestört sind und mit zunehmender Erkrankung schwächer werden.

Für die Arbeitsgestaltung bei Nacht- und Schichtarbeit hat dies wesentliche Konsequenzen: Eine länger dauernde regelmäßige Nachtarbeit einzelner Arbeitnehmer ist chronobiologisch wesentlich weniger schädlich als der ständige Wechsel des Dreischichtbetriebs, der derzeit in vielen Firmen üblich ist. Kaum hat der Organismus sich an eine neue Zeit angepasst, wird er bereits wieder gezwungen, seine Arbeitszeit zu wechseln. Hier ist viel Aufklärungsarbeit notwendig, da auch Gewerkschaften oft nicht einsehen, dass es vernünftiger ist, auf einen Teil des Lohns zu verzichten, als die Gesundheit der Arbeitnehmer aufs Spiel zu setzen.

All das gibt einen ersten Einblick, wie wichtig biologische Rhythmen für die menschliche Gesundheit sind. Unsere Urgroßeltern hatten noch intakte Rhythmen, da Nacht- und Schichtarbeit ebenso unbekannt waren wie Jetlag und das nächtliche Hängenbleiben vorm Fernseher oder dem PC. Wahrscheinlich ist dies einer der Gründe, warum erst in den letzten Jahrzehnten die Bedeutung des Rhythmus erkannt wurde: Erst mit ihrem Verlust in den heutigen Lebensumständen wurde die Wissenschaft auf die Bedeutung der Rhythmen aufmerksam. Auch Vitamine wurden erst entdeckt, als sich ihre Mangelerscheinungen wie Skorbut (Vitamin-C-Mangel), Beri-Beri (Vitamin-B-Mangel), Rachitis (Vitamin-D-Mangel) und andere Erkrankungen offenbarten.

2004 wurden die bis dahin gesammelten Erkenntnisse in Graz im Rahmen einer von unserer Arbeitsgruppe organisierten internationalen Tagung zusammengefasst und 2006 in der renommierten Zeitschrift »Cancer Causes & Control« publiziert. 2007 wurde, auch aufgrund dieser Publikation, von der IARC (International Agency for Research on Cancer), einer Teilorganisation der Weltgesundheitsorganisation WHO, »Nacht und Schichtarbeit, die biologische Rhythmen stört«, als »wahrscheinlich kanzerogen« klassifiziert. Diese Einordnung hatte in Dänemark bereits praktische Auswirkungen: 2009 wurden 40 Frauen, die lange Zeit in der Nacht- und Schichtarbeit gearbeitet und danach Brustkrebs entwickelt hatten, mit jeweils 100 000 Euro vom dänischen Staat entschädigt.

Es erstaunt, warum die Industrie im deutschsprachigen Raum bis jetzt kaum Notiz von diesen Forschungen nimmt. Maßnahmen zur Verbesserung der Nacht- und Schichtarbeit sollten eigentlich dringend getroffen werden, bevor die Auswirkungen bei den Arbeitenden nicht mehr revidierbar sind. Die Situation erinnert ein wenig an die Zeit, als zwar die Auswirkungen des Rauchens in ersten Studien ans Tageslicht kamen, aber anstelle von präventiven Maßnahmen diese Studien gezielt bezweifelt wurden und Wissenschaftler aus diesem Forschungsfeld starker Kritik und Skepsis ausgesetzt waren.

Die Auswirkungen der Studienergebnisse reichen sehr weit. Auch wenn Sie persönlich vielleicht nicht mit Nacht- und Schichtarbeit zu tun haben – wie halten Sie es mit nächtlichem Fernsehen oder Nachtschichten am PC? Viele Menschen heute machen mit solchen Aktivitäten die Nacht zum Tag und verkennen die Auswirkungen auf ihre Gesundheit. Unsere circadianen Sehzellen werden auch durch Licht aus dem Bildschirm, egal ob Fernseher oder SmartPhone, aktiviert, und unterdrücken dann die Produktion von Melatonin. Da dieses uns auch vor freien chemischen Radikalen und damit unsere Zellen vor vorzeitigem Altern schützt, sollten Sie Maßnahmen ergreifen, die

Melatoninproduktion zu schützen. Im Kapitel zur rhythmischen Gestaltung des täglichen Lebens werden Sie einige Tipps finden, wie Sie vorgehen können, ohne ganz auf Fernsehen oder Computer am Abend verzichten zu müssen. Wie wir im weiteren Verlauf des Buches sehen werden, kann unser Wissen über die biologischen Rhythmen auf vielfältige Weise zur Verbesserung der persönlichen Gesundheit genutzt werden.

Das Lied von den Lerchen und den Eulen

Sicher haben Sie schon von Morgen- oder Abendtypen gehört, die auch als Lerchen oder Eulen bezeichnet werden. Tatsächlich wachen manche Menschen früher auf als der Durchschnitt und sind dann putzmunter. Ihr Leistungshoch ist am Morgen und am Vormittag. Andere kommen morgens nicht aus den Federn, sind aber dafür am Abend besonders aktiv und leistungsfähig.

Sehr leicht können Sie Lerchen und Eulen auf Partys erkennen: Lerchen beginnen um 22 Uhr, dem Gastgeber beim Zusammenräumen zu helfen, damit ihre Müdigkeit nicht so auffällt. Eulen hingegen wachen um diese Uhrzeit erst richtig auf, für sie fängt die Party jetzt erst an. Etwa zwei von drei Menschen gehören allerdings diesen Extremtypen nicht an. Diese Ausgeglichenen werden in der Chronobiologie Indifferenztypen genannt, für sie kommt der Morgen ebenso gut wie der Abend als Arbeitszeit infrage. Auch Indifferenztypen können ihre Präferenzzeiten am Tag haben, in denen sie besonders leistungsfähig sind, doch sind sie flexibler und nicht so extrem auf Morgen oder Abend ausgerichtet. Sie können sich an andere Zeiten anpassen, wenn dies nötig ist.

Wenn Sie genau wissen wollen, welchem Typ Sie angehören, können Sie den Horne-Östberg-Fragebogen ausfüllen.[1] Er enthält 19 Fragen, die sich auf Ihr Zeitverhalten beziehen.

Hildebrandt hat mir allerdings einmal anvertraut, dass es eine einzige simple Frage ist, die Auskunft über Ihren Zeittypus gibt: »Sind Sie ein Morgentyp oder ein Abendtyp?« Wenn Sie diese Frage eindeutig beantworten können, dann wissen Sie, ob Sie eine Lerche oder eine Eule sind. Wenn nicht, gehören Sie zur größeren Gruppe der Indifferenztypen.

Wenn Sie ein Morgentyp sind, kann ich Ihnen nur raten, sich möglichst keine Nacht- und Schichtarbeit zu suchen, sondern in einem Bereich zu arbeiten, wo Sie am Morgen munter und aktiv sein können. Viele Morgentypen erkranken im Schichtbetrieb oder geben vorzeitig auf, weil sich ihr Befinden durch die Rhythmusstörungen stark verschlechtert. Abendtypen halten Nacht- und Schichtarbeit wesentlich besser aus, manche von ihnen bevorzugen sogar die Nachtschicht, da diese ihrer eigenen Zeitstruktur entgegenkommt.

In Partnerschaften kann die Frage von Morgen- und Abendtyp eine große Rolle spielen und Ursache für so manchen Konflikt sein, wenn zwei konträre Typen aufeinandertreffen. Der Morgentyp hält den Abendtypen für faul, wenn er am Wochenende einfach nicht aufstehen will. Der Abendtyp empfindet den Morgentypen als Spielverderber, wenn dieser wenig Lust hat, auf Partys zu gehen oder den Spätfilm mit anzusehen. Wie so häufig in Partnerschaften ist es hier wichtig, Verständnis für den anderen zu entwickeln: Es ist kein böser Wille, sondern

---

[1] Ihre Ausrichtung als Lerche oder Eule können Sie im Netz überprüfen. Das Schweizer Fernsehen hält den übersetzten Test inklusive Auswertung bereit: *http://www.srf.ch/content/download/5843994/76362286/*

Veranlagung, wenn der Partner oder die Partnerin einem anderen Zeittypus angehört. Zum Glück sind Lerchen und Eulen aber nicht in der Mehrheit, sodass viele Partnerschaften zumindest einen Indifferenztyp haben, der sich dann an den anderen ganz gut anpassen kann. Für Lerche und Eule gilt dann, dieses Entgegenkommen des Partners wertzuschätzen und nicht einzufordern. Es ist auf jeden Fall mit einer gewissen Anstrengung verbunden.

»*Panta rhei.* Alles fließt.«
Heraklit von Ephesos

Die Welt der biologischen Rhythmen

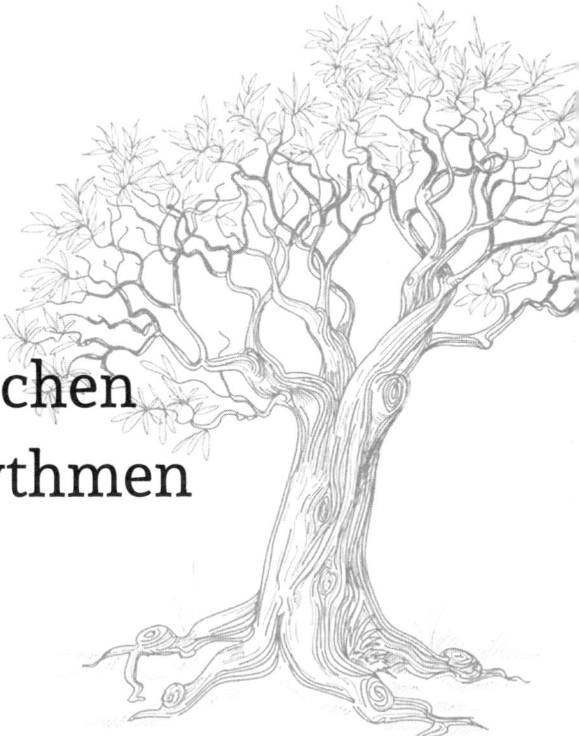

Wie der Mensch und die Natur, so zeigt auch das Klima der Erde eine ausgeprägte Rhythmik: Vor 60 000 Jahren entstanden im Bereich der heutigen Sahara Klimabedingungen, die diese heutige Wüste grün und fruchtbar werden ließen. Südlich davon hatten sich schon vor 150 000 Jahren Menschen vom heutigen, modernen Typus entwickelt. Im Norden, in Zentraleuropa lag ein dicker Eispanzer über den Alpen. Durch die neuen klimatischen Bedingungen entstand ein Korridor nach Norden, der von kleineren Menschengruppen, Jägern und Sammlern, genutzt wurde, um von ihren wahrscheinlich überbevölkerten Gebieten Abschied zu nehmen und ihr Glück in der neu ergrünten Sahara zu suchen. Damit begann die Geschichte der heutigen Menschheit. Ein Teil wanderte immer weiter nach Norden, besiedelte zunächst Kleinasien, dann das südliche Europa. Der Weg zurück war bald durch eine neue Trockenperiode in der Sahara versperrt. Ein anderer Teil wanderte von Kleinasien weiter nach Zentral- und Südasien. Eine kleine Untergruppe erreichte über Inseln den australischen Kontinent. Erst 40 000 Jahre später sollten Menschen aus dem heutigen Sibirien über die Beringstraße in der letzten großen Kaltperiode der Eiszeit auch Nordamerika und entlang der Küsten später Südamerika erreichen.

Vor einer Höhle im heutigen Geissenklösterle bei Blaubeuren saß eines Tages einer der Vertreter der frühen modernen Menschen und schnitzte an einem Knochen aus der Handschwinge eines Schwanenflügels. Mit großer Sorgfalt bohrte er Löcher an bestimmten Stellen in diesen hohlen Knochen, vorsichtig darauf bedacht, das fragile Material nicht zu zerbrechen. Dann schnitzte er ein Mundstück. Nach einiger Zeit probierte er hineinzublasen und war mit dem Ergebnis sehr zufrieden. Diese Schwanenknochenflöte wurde fast 40 000 Jahre später, nämlich

1992, bei Ausgrabungsarbeiten im Geißenklösterle gefunden und wird heute als eines der ersten Musikinstrumente der Menschheit betrachtet. Musikinstrumente lassen sich also zuerst im eiszeitlichen Europa nachweisen, nicht in Afrika. Ein moderner Nachbau, ebenfalls aus Schwanenknochen, ließ sich problemlos spielen, und es stellte sich heraus, dass die frühsteinzeitliche Knochenflöte *pentatonisch* gestimmt ist. Diese Stimmung verwendet fünf Tonstufen pro Oktave (wie die schwarzen Tasten am Klavier) und hat den großen Vorteil, dass Tonfolgen immer gut klingen. Ich hatte diese Musik aus dem Schulunterricht als frühe griechische Musik in Erinnerung, wurde aber in Ägypten eines Besseren belehrt: Als ich diese Geschichte an der Heliopolis-Universität in Kairo auf Einladung ihres Rektors Dr. Ibrahim Abouleish vor einem interessierten arabischen Publikum erzählte, murmelte die Runde bei der Nennung der Pentatonik sofort verständnisvoll: »Arabic Music«. Später bemerkte ich, dass auch die chinesische Musik, wie wir sie in Europa als Hintergrundmusik in China-Restaurants kennen, zur Pentatonik gehört. Offensichtlich haben bereits die Menschen der Eiszeit diese Musik gekannt und geschätzt und ihre Instrumente danach gestimmt. Was aber auch klar wird, ist die Jahrtausende lange Beziehung des Menschen zu Musik und Rhythmus.

Rhythmus spart Kraft

Bereits in der Studentenzeit interessierte ich mich für Entwicklungspolitik und besuchte am Ende meines Studiums mit einer Studiengruppe Tansania, ein materiell sehr armes Land südlich von Kenia. Wir hatten das Glück, von einer ehemaligen Entwicklungshelferin an besonders interessante Punkte gebracht zu werden, die man als normaler Tourist nie zu sehen bekommen hätte. So wanderten wir zu Fuß durch die Usambara-Berge (das schöne Veilchen gleichen Namens kommt von dort) und besuchten einige, damals noch vollkommen traditionelle Dörfer, deren Hütten noch die ursprüngliche runde Form aufwiesen. Dort beobachteten wir auch zwei junge Frauen, eine davon noch fast ein Kind, die andere eine Mutter mit einem Kleinkind auf dem Rücken, wie sie das Mittagessen zubereiteten. Sie verwendeten dafür zwei große Stößel, mit denen sie in einem großen Holzgefäß durch rhythmisches Stampfen den für die Region typischen weißen Mais zerkleinerten. Faszinierend war dabei die Art und Weise, wie sie diese schwere körperliche Arbeit verrichteten: Sie sangen ein Lied und klatschten zwischendurch in die Hände, wenn der Stößel den oberen Punkt seiner Bahn erreichte. Als sie uns sahen, lachten sie, ohne von ihrer Arbeit abzulassen. Überhaupt hatten wir den Eindruck, dass Arbeit hier im Land immer von Rhythmus und Lachen begleitet war. Die Menschen sangen bei der Arbeit, sie stimmten ihre Körperbewegungen auf den Rhythmus des Gesangs ab und erleichterten sich dadurch die schwere Tätigkeit.

Wie anders sehen Menschen in Europa, Japan oder den USA aus, wenn sie von der Arbeit kommen! Verdrießlich und traurig, hat man den Eindruck, eilen sie über die Rolltreppen der U-Bahn zu ihren Anschlusszügen – kaum ein Lächeln kommt jemandem über die Lippen. Ich habe mich in Paris, Wien, New York und Tokio bewusst in U-Bahn-Stationen gestellt und die Menschen beim Verlassen der Rolltreppen aus der Tiefe beobachtet, weil ich dieses Phänomen ergründen wollte. Die Frage, die sich mir dabei stellte, war: Was machen wir hier im Norden und im Westen falsch, dass Arbeit kaum jemandem mehr Freude macht?

Vielleicht sollten wir auch über die Gestaltung unserer Arbeit nachdenken und Arbeitsgeräte von Künstlern bauen lassen, nicht nur von Technikern. Ich habe jedenfalls noch nie jemanden an der Computertastatur singen sehen, und auch ich selbst hatte dazu noch nie das Bedürfnis.

Rhythmus hat offensichtlich in der Frühzeit der Menschheit wie auch heute noch in traditionelleren Kulturen einen hohen Stellenwert. Er gestaltet den Tages-, Monats- und Jahresablauf, ja den gesamten Lebensablauf. Rhythmus erleichtert schwere körperliche Arbeit durch Resonanz (von lat. *resonare*, »wiedertönen«, »wiederklingen«), durch das Mitschwingen mit dem Arbeitsvorgang. Geräte wie die erwähnten Holzstößel werden nicht so sehr als Werkzeug, sondern vielmehr als Musikinstrument verwendet – und Musizieren macht Spaß.

Viele Jahre später hat eine Studentin aus Indien meine Chronobiologie-Vorlesung besucht und kam bald darauf mit einem Film aus ihrer Heimat zu mir: Er zeigte Frauen in Indien, die junge Reispflanzen setzen. Mit den Füßen stehen sie im schlammigen Wasser und beugen sich nach vorn, um die Pflanzen in die Erde zu bringen. Dabei singen sie ein Lied – und wieder war das gleiche Lachen wie in Tansania dabei und die fröhliche Stimmung. Ich fragte, welches Lied die Frauen sangen: Es sei ein spezielles Lied zum Pflanzen von Reis und wird nur für diesen Zweck gesungen. Wenn die Frauen andere Pflanzen setzen, so verwenden sie andere Lieder. Ihre Kultur hat für jede Arbeit das passende Lied. Musik ist ein vollkommen integrierter Bestandteil des menschlichen Lebens.

Der österreichische Folk-Rockmusiker Hubert von Goisern hat vor einigen Jahren eine Kulturtournee durch afrikanische Dörfer und Städte gemacht, und sein Perkussionist, Bernd Bechtloff, erzählte mir nach der Rückkehr von den besonders eindrucksvollen Erlebnissen. Eines davon war die Erfahrung, dass die Zuschauer in den Dörfern nach Konzertbeginn nicht lange auf ihren Plätzen blieben. Mit dem Einsetzen der Musik und den ersten rhythmischen Klängen verließen sie ihre Sitzplätze, schnappten sich irgendein herumliegendes Instrument – und spielten mit. Und das nicht schlecht. Für einen traditionellen Afrikaner wäre ein Verbleiben am Sitzplatz und geduldiges schweigendes Zuhören, wie wir es aus europäischen Konzerten kennen, nicht auszuhalten. Warum sollen nur die Musiker Freude am Musizieren haben, nicht auch die Zuhörer? Gar keine schlechte Frage!

Musiker, die mit afrikanischen Rhythmen in Kontakt gekommen sind, zeigen sich meist überwältigt von der Komplexität und dem Reichtum dieses Aspektes von Afrika. Journalisten des norwegischen Fernsehens, die es satt hatten, immer nur Meldungen über Korruption und Hungersnöte in Afrika zu hören, haben vor einigen Jahren einen Film über die Rhythmen Afrikas gemacht, der den musikalischen Reichtum dieses Kontinents eindrucksvoll darstellt. Das ganze Leben in Afrika ist – oder war zumindest – von Rhythmus und Musik durchtränkt.

Ob ein Lastwagen fahrtüchtig gemacht wird oder Eisenbahnschienen verlegt, ein Fest im Dorf gefeiert oder Schmiedearbeiten durchgeführt werden, Rhythmus ist immer dabei und begleitet bereits das kleine Kind auf dem Rücken der Mutter. Das norwegische Filmteam stellt sehr eindrucksvoll Vergleiche mit der Rhythmusverarmung in Europa her, und ein Musikwissenschaftler, der viele Jahre in Afrika gelebt hat, zeigt den Zusammenhang zwischen Neurosen und muskulären Bewegungs- und Rhythmusstörungen auf. Ich habe diesen Film, meist am Ende meines Vorlesungszyklus über Chronobiologie, vielen Studenten gezeigt, obwohl er leider nur im norwegischen Original verfügbar ist.[2] Ich glaube, dass die meisten von ihnen danach ein anderes Bild von Afrika hatten.

Übung
Unrhythmische und rhythmische Bewegungen

- Stellen Sie sich bequem hin, die Füße schulterbreit, strecken und dehnen Sie sich. Dann stehen Sie wieder locker und spüren, wie Sie das entspannt hat. Wippen Sie mehrmals mit den Füßen auf und ab und atmen Sie tief durch.
- Dann versuchen Sie, die Arme zunächst unrhythmisch und chaotisch zu bewegen. Wie klappt das?
- Jetzt bewegen Sie sie rhythmisch, zunächst ganz einfach durch Hin- und Her- oder Auf- und Ab-Bewegungen. Danach können Sie etwas komplexere rhythmische Bewegungen probieren. Wenn Sie musikalisch begabt sind, probieren Sie zur Bewegung ruhig einen Rap.
- Was fühlt sich besser an, was fällt Ihnen leichter?

Vor einigen Jahren bin ich mit meiner damals zehnjährigen Tochter in einem Zweierkajak die steile und schroffe Felsküste einer kroatischen Insel entlanggepaddelt. Wir waren schon einige Zeit unterwegs und bereits etwas müde, doch in einigen

[2] Aslak Aarhus, Ole Bernt Froshaug: *Wenn der Augenblick singt. Afrikanische Musik als Spiegel* (norwegischer Film), Visions, 1995. *www.freidig.no/fjernsyn3.html.*

100 Metern Entfernung lockte die nächste Insel, noch steiler und felsiger. Wir wollten sie uns gern anschauen, weil darauf Gänsegeier brüteten. Also entschlossen wir uns, die Fahrt aufs offene Meer zu wagen und paddelten zur anderen Insel und dann noch eine Zeitlang an der dortigen Steilküste entlang. Es kam immer stärkerer Wind auf, der dummerweise gegen unsere Heimfahrtrichtung blies. Wir drehten also um und versuchten, die Ausgangsinsel und unseren Landeplatz zu erreichen. Je mehr wir aufs offene Meer kamen, desto stärker blies der Wind, und ich merkte, wie meine Kräfte nachließen und die Blasen an den Händen zu schmerzen begannen.

In dieser Situation fielen mir die beiden afrikanischen Frauen und ihr Lächeln bei der schweren Arbeit des Maisstampfens ein, und ich begann, mein erstes und vollkommen improvisiertes Ruderlied im Rhythmus des Ruderschlags zu singen. Meine Tochter blickte etwas irritiert nach hinten, und so erklärte ich ihr, dass wir auf diese Weise die Überfahrt besser schaffen würden. Sie stimmte ein, und tatsächlich waren die Schmerzen bald verflogen, die Kraft kehrte zurück, und wir erreichten nach einigen Minuten den Windschatten der Küste und nach einer weiteren Stunde unseren Ausgangspunkt. Vielleicht hat uns dieses Ruderlied viel Ungemach erspart.

Ich bin sicher, auch in Ihrem Leben haben Sie Momente gehabt, wo Rhythmus Ihnen etwas scheinbar Unerträgliches erträglich, eine schwere Arbeit leichter oder einen Aufstieg zum Gipfel eines Berges überhaupt möglich gemacht hat. Vielleicht erkennen Sie im Rückblick, dass Sie Rhythmus eigentlich immer schon genutzt haben. Die folgenden Kapitel möchten Sie anregen, ihn sich in allen Facetten des Lebens bewusster zu machen und Ihren Alltag rhythmisch – und damit gesünder und lebendiger – zu gestalten.

Rhythmus gibt Energie

Dass uns Rhythmus Kraft gibt, ist kein rein psychologisches Phänomen. Vielmehr liegt es in unserer Biologie begründet. Die entsprechenden Zusammenhänge führen uns auf die mikroskopische Ebene, der wir meist viel zu wenig Beachtung schenken.

Mikrobiom und biologische Rhythmik

Eine der erstaunlichsten Erkenntnisse der modernen Biologie ist die Tatsache, dass Organismen nicht für sich isoliert leben, sondern eingebunden sind in ein großes Umfeld anderer Lebewesen. Manche dieser Lebewesen sind zu klein, um sie mit bloßem Auge zu sehen. Nichtsdestoweniger sind sie für unser Leben von größter Bedeutung. Es handelt sich dabei um die Mikroorganismen, die auf unserer Haut, in unserem Darm, in unserer Mundhöhle und in allen Teilen unseres Körpers wohnen. Diese Vielfalt der Bakterien in und um unseren Körper nennt man Mikrobiom, und, wie wir gleich sehen werden, halten auch diese nützlichen Begleiter etwas von Rhythmen.

Lange Zeit hielt man Bakterien für gefährlich für den Menschen und versuchte, sie mit allen Mitteln zu bekämpfen. Gleich nach der Geburt wurden Kleinkinder desinfiziert, für den Haushaltsbereich verkaufte man desinfizierende Seifen, und insbesondere in Krankenhäusern wurde geradezu ein Vernichtungskrieg gegen alle Mikroorganismen geführt. Tatsächlich sind bestimmte Organismen für den Menschen sehr gefährlich: Sie sind die Erreger der sogenannten Infektionskrankheiten. Ein großer und bei weitem überwiegender Teil der Mikroben ist jedoch günstig für den Menschen, manche sogar lebenswichtig.

So hat man herausgefunden, dass Kinder bei der natürlichen Geburt einen Mantel von Bakterien von ihren Müttern mitbekommen, der für die Entwicklung des Immunsystems von größter Bedeutung ist. Da er bei der Kaiserschnittgeburt fehlt, gibt es sogar Bestrebungen, diesen Bakterienmantel aus den Geburtswegen der Mutter mithilfe von Tampons nach einem Kaiserschnitt auf das Neugeborene zu übertragen. Kaiserschnittkinder, bei denen man dies nicht getan hat, haben noch bis ins fortgeschrittene Jugendalter nachgewiesene Nachteile vom Fehlen dieses mütterlichen Mikrobioms bei der Geburt: Sie haben mehr Allergien und ein wenig stabiles, einförmiges Mikrobiom. Manche werden übergewichtig oder tun sich schwer, ihr Gewicht zu halten. Eine erhöhte Entzündungsneigung mit vielen negativen gesundheitlichen Erscheinungen wird inzwischen als Folge eines gestörten Mikrobioms angesehen.

Insbesondere die Bedeutung des Darmmikrobioms für die Gesundheit ist inzwischen gesichert. Wir wissen seit einigen Jahren, dass wir wesentlich mehr Darmbakterien als körpereigene Zellen haben und dass diese Darmbakterien für unsere Gesundheit von größter Bedeutung sind. Menschen, denen bestimmte Darmbakterien fehlen, neigen zum Dickwerden, und man hat bereits erfolgreich adipöse Menschen durch eine sogenannte Transplantation des Mikrobioms binnen weniger Wochen von ihrem Übergewicht befreit. Ein deutlich gestörtes Mikrobiom fand man mittlerweile auch bei Menschen mit Schizophrenie und Depressionen wie auch bei Anorexie-Patientinnen. Auch Parkinson dürfte nach neuesten Ergebnissen eine mögliche Folge eines gestörten Mikrobioms sein.

Menschen aus hochzivilisierten Ländern weisen ein wesentlich eintönigeres Mikrobiom auf als Menschen, die sich von Wildpflanzen ernähren und sehr naturnah leben: Ein Europäer bringt es im Darm vielleicht auf 800 oder maximal 1500 verschiedene Bakterienstämme, ein natürlich lebender Bewohner des Amazonas-Urwaldes trägt dagegen bis zu 8000 verschiedene Bakterienstämme in seinem Darm. Während sich früher Erkunder fremder Weltregionen auf das Gold der Eingeborenen stürzten, ist heute der Kot neu entdeckter Stämme von größerer Bedeutung, da es kaum noch Vertreter unserer Gattung gibt, die von der Zivilisation bislang nicht kontaktiert und verändert wurden. Man hat nämlich entdeckt, dass ein vielseitiges und an Vielfalt reiches Mikrobiom vor allen möglichen Erkrankungen schützt und offensichtlich die Vitalität des von den verschiedenartigen Bakterien bewohnten Menschen fördert.

Kurze Zeit, nachdem die Bedeutung des Mikrobioms in den 1990er-Jahren und in den ersten zehn Jahren dieses Jahrhunderts erkannt wurde, konnte eine neue sensationelle Entdeckung gemacht werden: Unser Mikrobiom im Darm, für unsere Verdauung von größter Bedeutung, zeigt ebenfalls Rhythmus und schwingt mit den Ernährungs- und den Tag-Nacht-Rhythmen unseres Körpers. Auch Bakterien wollen mittags pünktlich und regelmäßig die Suppe auf dem Tisch haben. Jetlag, so stellte sich heraus, kann nicht nur ein Mensch haben, sondern auch seine Darmbakterien. Wenn diese nicht mehr zur richtigen Zeit gefüttert werden, erzeugen sie Stoffe, die ins menschliche Blut übertreten und dann äußerst unangenehme Gefühle auslösen. Was wir als Begleiterscheinungen des Jetlags erleben, stammt also auch vom chemischen Protest der Bakterien unseres Darms.

Wenn die falschen Mikroorganismen unseren Darm besiedeln, zum Beispiel bestimmte Hefepilze, so entwickeln wir besonders großen Hunger nach Zucker und kurzkettigen Kohlenhydraten. Auch das scheint von Stoffen ausgelöst zu werden, die durch hungrige Hefepilze in unserem Darm erzeugt und dann in unser Blut abgegeben werden. Wenn Sie das nächste Mal ein Stück Torte essen, bedenken Sie, dass Sie damit möglicherweise gerade die Hefepilze füttern, die es nicht gut mit Ihnen meinen, und dass Sie die Entscheidung, ob Sie die Torte essen wollen oder nicht, möglicherweise gar nicht freiwillig getroffen haben.

Eine solche Beeinflussung unseres Verhaltens durch Mikroorganismen klingt zunächst unglaublich und fast beängstigend. Aus dem Tierreich sind uns jedoch zahlreiche Belege bekannt, dass sogar komplexes Verhalten durch Parasiten ausgelöst werden kann. So gibt es eine Ameise, die, von der Larve des kleinen Leberegels befallen, schnurstracks auf einen hohen Grashalm klettert und dort bis zum Ende ihres Lebens mit nach oben gestrecktem Hinterleib verharrt. So vergrößert sie die Chance, von einem weidenden Rind gefressen zu werden, das der nächste Wirt des Leberegels nach der Ameise ist. Gesteuert wird dieses Verhalten, das konnte man nachweisen, von der mikroskopisch kleinen Larve des Egels, die das Nervensystem der Ameise einfach übernimmt und ihr merkwürdiges Verhalten hervorruft.

Auf der menschlichen Ebene bewirken bestimmte Einflussgrößen sicherlich Subtileres, aber nicht weniger Schädliches. So steht raffinierter Zucker im Verdacht, eine ganze Reihe von Krankheiten auszulösen oder zu fördern, von Diabetes angefangen bis hin zu Krebs. Wir füttern mit der Süße die Hefepilze im Darm, die dann immer mehr Zucker verlangen – und uns am Ende die Gesundheit kosten.

In einer Studie, die wir am Human Research Institut durchgeführt haben, konnte ein direkter Zusammenhang zwischen der Vielfalt des Mikrobioms der Versuchspersonen und der

Intensität verschiedener Körperrhythmen gefunden werden: Je stärker die natürliche Rhythmik des Herzschlages (dieses interessante Kapitel werden wir noch ausführlich besprechen), desto vielfältiger das Mikrobiom. Das vielfältige Mikrobiom wiederum fördert die Gesundheit und stärkt das Immunsystem. Es verdrängt auf natürliche Weise lästige Darmbakterien, die Durchfall oder andere unangenehme Darmbefindlichkeiten auslösen könnten. Obwohl Ursache und Wirkung im Bezug auf Herzrhythmik und Darmmikrobiom noch nicht endgültig geklärt sind, kann man davon ausgehen, dass sich beide gesundheitsfördernden Parameter – Rhythmus und vielseitiges Mikrobiom – gegenseitig positiv beeinflussen. Es macht also auch deshalb Sinn, für einen gesunden Lebensrhythmus zu sorgen, weil das mit einem gesünderen Mikrobiom in Verbindung steht.

Auch der Zusammenhang zwischen einem rhythmischen Lebensstil und einer gesunden Körperrhythmik wird immer klarer: Man kann sich das wie eine Kette von Schaukeln vorstellen, die miteinander über Gummischnüre verbunden sind. Wenn eine Schaukel schwingt, werden auch die anderen zum Schwingen angeregt. Wird eine zweite Schaukel aktiv angetrieben (rhythmischer Lebensstil), so ist es entscheidend, dass der Anstoß jeweils dann erfolgt, wenn alle Schaukeln am passenden Punkt ihrer Schwingung angekommen sind. In unseren Kindertagen wussten wir ganz genau, wann wir eine Schaukel antreiben müssen, damit wir am höchsten hinaufkommen. Essen oder Schlafengehen zur richtigen Tageszeit entspricht einem Anstoß der Schaukel. Wenn wir es zum richtigen Zeitpunkt machen, werden alle damit verbundenen Schaukeln höher schwingen, und das ist nicht nur lustig, sondern im Fall des Körpers auch gesund.

Der Rhythmus unserer Zellkraftwerke

Nun habe ich Sie schon sehr weit in die Geheimnisse der modernen Rhythmusforschung mitgenommen, und ich möchte gern noch einen Schritt weitergehen. Obwohl es zur damaligen Zeit eigentlich undenkbar war, traute sich die amerikanische Biologin Lynn Margulis in den 1960er-Jahren, eine gewagte Behauptung aufzustellen: Die Mitochondrien der Zellen aller höheren Tiere, so sagte sie, stammen ursprünglich nicht von tierischen Vorfahren, sondern sind eingewanderte Bakterien, die vor hunderten Millionen Jahren ihr eigenes Leben aufgegeben und sich in den Dienst der höheren Tiere gestellt haben. Sie sind heute die Kraftwerke in der Zelle, die deren Energieversorgung sicherstellen. Margulis kam zu diesem Schluss, weil Mitochondrien nicht das Erbmaterial der höheren Tiere in sich tragen (die strangförmige DNA), sondern ringförmige Sequenzen, wie sie sonst nur aus der Bakterienwelt bekannt sind. Bei Menschen werden sie von der Mutter vererbt, und jeder von uns trägt vorwiegend mütterliche Mitochondrien in sich. Vom Vater kommt die halbe DNA des Zellkerns, der für die Vererbung der Mitochondrien keine Rolle spielt.

Nachdem sie versucht hatte, Margulis zu belächeln und zu bekämpfen, musste die orthodoxe Wissenschaft schließlich zugeben, dass die Forscherin recht hatte. Unser Organismus stammt nicht nur von einer Gattung ab, sondern ist aus verschiedensten Anteilen zusammengesetzt. Bakterien spielen eine besonders große Rolle für unsere Gesundheit, und das eben nicht nur im Darm, sondern als Mitochondrien in jeder Zelle.

Umso schlimmer: Antibiotika wurden ursprünglich gegen Bakterien entwickelt, wirken aber leider auch gegen unsere nützlichen Bakterien und Mitochondrien. Da Mitochondrien die Energiespender unseres Organismus sind, können Antibiotika schwerwiegende Störungen der Funktion dieser lebenswichtigen Zellbestandteile auslösen. Informierte Ärzte sind darum inzwischen wesentlich vorsichtiger bei der Anwendung von Antibiotika geworden. Nur im allergrößten Notfall sollte man auf diese Wirkstoffe zurückgreifen, und die Forschung sollte Möglichkeiten suchen, die wertvollen Mitochondrien nach einer Antibiotikatherapie wieder aufzubauen. Sehr wahrscheinlich wird Rhythmus bei einer solchen Therapie eine große Rolle spielen, weil Mitochondrien Bakterien als Vorfahren hatten, und wir wissen, dass diese ein rhythmisches Leben führen und zur richtigen Zeit ihre Nährstoffe erhalten wollen. Dann fühlen sie sich besonders wohl.

Abseits vom Rhythmus kann man für die Vielfalt seines Mikrobioms vor allem durch die Ernährung viel tun. Es hat sich herausgestellt, dass insbesondere bestimmte Ballaststoffe, die der menschliche Organismus eigentlich selbst nicht verdauen kann, für den Aufbau des Mikrobioms von besonderer Bedeutung sind. Sie finden sich in pflanzlicher Nahrung und hier besonders in bestimmten Gemüsen und Obstarten. Artischocken, Chicorée, Knoblauch und Lauch, Schwarzwurzeln, Spargel und Zwiebeln enthalten viel Inulin, nicht zu verwechseln mit Insulin, dem Stoff, der bei Einnahme von Zucker in unserem Körper ausgeschüttet wird. Inulin ist Futter für die nützlichen Bakterien, ebenso wie Pektin, das in Äpfeln und Quitten reichlich vorhanden ist. Auch sogenannte »resistente Stärke«, die nicht so rasch von körpereigenen Enzymen abgebaut werden kann wie die Stärke in hellen Nudeln oder Weißbrot, gibt den nützlichen Bakterien Nahrung. Diese findet sich in gekochten und abgekühlten Kartoffeln und Reis wie auch Vollkorn-Getreideflocken. Auch grünes Gemüse, insbesondere Kohlgewächse wie Grünkohl, Kraut und Rosenkohl, aber auch Himbeeren, Brombeeren, Johannisbeeren, Pistazien, Wal- und Haselnüsse können zu einem artenreichen und gesunden Mikrobiom beitragen. Fermentierte Lebensmittel, wie Sauerkraut oder das koreanische Kimchi, aber auch andere milchsauer eingelegte Gemüse bringen wertvolle Bakterien und Mikroorganismen in unseren Darm. Fermentierte Lebensmittel sind inzwischen in Gesundheitsforen zu einem Geheimtipp geworden. Rezepte werden ausgetauscht, wie man selbst am besten Kimchi herstellt oder fermentierte traditionelle Getränke wie den russischen Kwas, Kombucha, Kefir oder auch selbstgebrautes Bier.

Die Veränderung des Mikrobioms durch schlechte Ernährung übrigens macht nicht beim Individuum halt: Langzeitstudien an Mäusen haben gezeigt, dass bei einer Ernährung mit einem geringen Ballaststoffanteil die Vielzahl der Bakterien im Darm von Generation zu Generation geringer wurde, bis nach vier Generationen drei Viertel der Darmflora unwiederbringlich verschwunden waren. Die Wissenschaftler schließen daraus, dass die ballaststoffarmen Ernährungsgewohnheiten heutiger Menschen in den Industrienationen auf die Gesundheit der Enkel und Urenkel Einfluss haben könnte. Nicht nur Reizdarm und alle seine Varianten werden durch die neuere Forschung in Verbindung mit einem verarmten Mikrobiom gebracht, sondern auch eine Reihe weiterer Erkrankungen, die in modernen Gesellschaften immer häufiger auftreten wie Diabetes, Herz-Kreislauf-Erkrankungen und Alzheimer. Ausgewogene und regelmäßige Ernährung stellt daher einen wichtigen Faktor der Gesundheit dar. Man kann nur hoffen, dass die moderne

Medizin bald ebenso viel Augenmerk auf Ernährung und Rhythmus legen wird, wie sie es derzeit in Bezug auf Hygiene, Impfungen und Vorsorgeuntersuchungen macht.

Rhythmisch leben

Der Philosoph Ludwig Klages hat Rhythmus als »Wiederkehr von Ähnlichem in ähnlichen Zeitabständen« bezeichnet, während Takt bei ihm »Gleiches in gleichen Zeitabständen« ist. Im praktischen Leben bedeutet Rhythmus Regelmäßigkeit im Tagesverlauf, beim Aufstehen, bei den Essenszeiten, beim Schlafengehen und so weiter. Auch Musik oder Trommeln ist Rhythmus, das Feiern von Jahresfesten, von Geburts- und Namenstagen. Atmen ist Rhythmus, besonders nachts im Schlaf oder in einer Meditation. Der Menstruationszyklus kann Rhythmus sein, das Beobachten der Mondphasen, des Sonnenlaufs.

Die wenigsten Menschen sind sich bewusst, wie viel Rhythmus in ihrem Alltag vorhanden ist und wie viel vielleicht schon verloren ging. Wir sind zwar gewohnt, die Bekleidung oder das Aussehen eines anderen Menschen zu bemerken, für den Rhythmus haben wir aber kein Sinnesorgan, wenn wir einmal von unserem musikalischen Gehör absehen. Aus diesem Grund möchte ich Sie mit der folgenden Übung anregen, sich die Rhythmen Ihres Lebens bewusster zu machen. In unserem Leben sind wir von den vielfältigsten Rhythmen umgeben: Tagesrhythmus, Wochenrhythmus, Rhythmus des Jahres und der Jahresfeste, Herzschlag und Atmung. Die meisten dieser Rhythmen sind uns nicht bewusst, und wir verschlafen diesen spannenden und musikalischen Aspekt unseres Lebens.

Übung

Sammeln Sie die Rhythmen Ihres täglichen Lebens

Legen Sie besonderes Augenmerk auf die Rhythmen, die in Ihnen und um Sie herum geschehen, und notieren Sie über mindestens drei Tage:

- Wann fühlen Sie sich munter und wann müde im Tagesverlauf?
- Wann sind Sie besonders leistungsfähig?
- Wann schlägt Ihr Herz besonders schnell?
- Wann werden Sie hungrig, wann essen Sie am meisten?
- Wann sind Sie am besten aufgelegt und wann ein Miesepeter?
- Wann schlafen Sie am besten ein?

Und in Ihrem Umfeld:

- Wann ist Ihr Partner/Ihre Partnerin am besten aufgelegt?
- Wann ist Ihr Chef am besten aufgelegt?
- Wann tragen Sie ihm am besten ein neues Projekt vor?
- Wann können Sie ihn am besten anrufen?
- Wann sollten Sie das auf jeden Fall vermeiden?

- Weitere Fragen fallen Ihnen sicher selbst ein. Denken Sie auch an Stimmungen in den einzelnen Jahreszeiten oder an Naturphänomene, die Sie rhythmisch begleiten – den Vogelgesang im Frühling zum Beispiel.

Übung
Ihre Rhythmus-Landkarte

- Achten Sie nun vor allem auf den einzelnen Tag. Zeichnen Sie eine Landkarte Ihrer Rhythmusbeobachtungen auf ein DIN-A4- oder noch besser DIN-A3-Blatt. Verwenden Sie Buntstifte, zum Beispiel blau für müde Tagesabschnitte, rot oder grün für aktive, schwarz für schlechte und orange für gute Stimmung, violett für Hunger … So behalten Sie leichter den Überblick.

- Beginnen Sie mit einem inneren Kreis, der ein Drittel der Breite des Blattes ausfüllt – das sind Sie selbst und Ihre Rhythmen. Nun schreiben Sie außerhalb des Kreises ganz oben eine 12, links eine 6, rechts eine 18 und unten eine 24 – das sind die Wendestunden des Tages. Sie können noch mit kleinerer Schrift die 15, die 21, die 3 und die 9 zwischen diese Zahlen schreiben. Tragen Sie nun in den inneren Kreis zu den entsprechenden Zeitpunkten Ihre Beobachtungen als farbige Teilkreislinien ein und beschriften Sie sie kurz: zum Beispiel mit »Arbeitshoch« oder »Heißhunger«.

- Zeichnen Sie einen äußeren größeren Kreis mit Ihren nächsten Angehörigen. Schreiben Sie in diesen Kreis Ihre Rhythmusbeobachtungen, was diese betrifft. Fragen Sie nach, wenn Sie sich nicht sicher sind, zum Beispiel: »Habe ich richtig beobachtet, dass deine Laune abends meist besser ist als morgens?«

- Nun haben Sie eine Bestandsaufnahme Ihrer Rhythmen und der Ihres Umfeldes und sehen schon viel besser, wie rhythmisch oder unrhythmisch Ihr Leben verläuft. Wenn Sie Lust haben, können Sie noch einen weiteren Kreis mit Ihrem weiteren Umfeld zeichnen: Wann fährt die erste Straßenbahn? Wann kräht Nachbars Hahn? Wann beginnen die Amseln zu singen, wann hören sie wieder auf? Wann kommt die Katze vorbei? Wann beginnt und endet Ihre Arbeit?

Sie sehen, die Welt ist voller Rhythmen, und Sie können daran ab jetzt bewusster teilhaben und diese Rhythmen aktiv mitgestalten. Ihre Gesundheit wird sich dadurch merklich verbessern, und Sie werden sich jünger fühlen und jünger aussehen! Ihr Kreisdiagramm ist die Basis für eine der nächsten Übungen, Ihr persönliches Rhythmusprojekt. Aber zunächst wenden wir uns dem Rhythmus auf der körperlichen Ebene intensiver zu.

Rhythmisch atmen

Nicht umsonst gilt der Rhythmus des Atems in vielen alten Kulturen als wesentlicher Bringer von Lebensenergie. Im Sanskrit *Atman* genannt, war die Bedeutung zugleich »Atem« und »Lebenshauch«. Von diesem Wort stammt auch das deutsche

Wort »Atem«. Im Chinesischen heißt die Energie, die uns der Atem bringt, *Qi*, in Japan *Ki*, im Sanskrit *Prana* und im Tibetischen *Lung*. Es bedeutet jeweils »Lebenskraft«, »Lebensenergie«, »Lebensatem«.

Es ist auch für die moderne Wissenschaft spannend, mit Kräften zu arbeiten, die in alten Kulturen hoch geschätzt wurden. Tatsächlich scheint die Atmung auf das vegetative Nervensystem stimulierend zu wirken. Dieses wichtige Steuerungsorgan kann mit den passenden Atemmustern positiv beeinflusst werden.

Die Mitarbeiter unseres Human Research Institutes konnten in einigen Studien, unter anderem gemeinsam mit dem Sprachgestalter Dietrich von Bonin und dem Musiker und Gründer der »Singenden Krankenhäuser« Wolfgang Bossinger zeigen, dass lyrische Kunst und Chorgesang in besonderem Maße gesundheitsfördernde Atemmuster erzeugen: So zeigten 20 Versuchspersonen mit Herzbeschwerden eine wesentliche Verbesserung ihres Zustandes nach sechs Wochen Sprachgestaltungstherapie mit Hexametern, einem Versmaß, das bereits Homer für seine berühmten Heldenepen verwendet hatte. In den sechs Wochen sprachen die Versuchspersonen nach der Anleitung von Dietrich von Bonin Hexametersätze nach, jeweils zweimal 45 Minuten pro Woche. Durch diese Therapie verbesserte sich das Zusammenspiel von Herzschlag und Atmung signifikant, und die Herzbeschwerden verringerten sich. Die US-amerikanischen National Institutes of Health schrieben nach der Veröffentlichung über unsere Studie unter der Überschrift: »Wie Homer Ihrem Herzen hilft«, und das Time Magazin titelte am 2. August 2004: »Macht Dichtung das Herz stärker?«

In der folgenden Übung können Sie selbst die Wirkung des Hexametersprechens ausprobieren. Das Hexameter ist ein Versmaß, bei dem sich lange und kurze Silben abwechseln. Das hört sich ungefähr so an:

> Dammm da da Dammm da da daaa
> Lang kurz kurz lang kurz kurz lang

Es gibt auch von deutschen Autoren, zum Beispiel von Goethe, Schiller oder Mörike, Hexametergedichte und natürlich eignen sich die Übersetzungen der griechischen Epen wie Homers *Ilias* oder *Odyssee*. Es kommt nicht darauf an, viele solcher Verse zu lesen, sondern eher, möglichst entspannt und im richtigen Rhythmus zu sprechen.

Für die folgende Übung werden wir das Distichon verwenden, eine Mischung aus Hexameter (von griech. *hexa*, »sechs«) und Pentameter (von *penta*, »fünf«). Dieses Versmaß ist nach der langjährigen Erfahrung von Dietrich von Bonin, einem der renommiertesten Sprachgestalter im deutschsprachigen Raum, besonders geeignet als Übungsversmaß. Ganz herzlichen Dank an ihn für die Auswahl geeigneter Textstellen!

In einem Teil unserer Studie hat sich gezeigt, dass vor allem das Nachsprechen von Halbsätzen für die Wirkung der Lyrik am günstigsten ist. Bereits das eigene laute Lesen ist weniger wirksam und noch weniger greift es, wenn man ohne laut zu sprechen liest. Deswegen bieten wir einen Download mit gesprochenem Text an, den Sie nachsprechen können. Den Link finden Sie im Anhang.

Übung
Rhythmisch atmen

- Suchen Sie einen ruhigen Ort auf, stellen Sie sich bequem hin, nehmen Sie ein Blatt mit möglichst groß gedrucktem Text (Sie können die Verse aus dem Buch kopieren oder auch von unserer Webseite herunterladen und mit mindestens 18 Punkt Schriftgröße ausdrucken), sodass Sie es gut lesen können. Beginnen Sie zu rezitieren, das heißt, Sie sollten die Worte ruhig, langsam und kraftvoll aussprechen. Achten Sie weniger auf die Bedeutung des Gesagten, als auf eine rhythmische Betonung und den Rhythmus der Sprache, der gleichmäßig und ausgeprägt sein sollte. Spielen Sie zu Beginn ruhig ein bisschen mit dem Rhythmus. Wenn Sie dazu die Hände auf und ab bewegen und rhythmisch gestikulieren: umso besser! Wenn Sie sich vertrauter fühlen, können Sie den gleichen Text mehrfach wiederholen.

Im Folgenden nun drei Distichons zum Üben, sie sind von Friedrich Schiller, Johann Wolfgang von Goethe und Johann Gottfried Herder.

Willst du dich selber erkennen,
so sieh, wie die andern es treiben.
Willst du die andern verstehn,
blick in dein eigenes Herz.

Friedrich Schiller

Fliegen möchte der Strauß,
allein er rudert vergeblich,
Ungeschickt rühret der Fuß
immer den leidigen Sand.

Johann Wolfgang von Goethe

Goldenes, süßes Licht
der allerfreuenden Sonne,
Und Du, friedlicher Mond,
und Ihr, Gestirne der Nacht,
Leitet mich sanft mein Leben
hindurch,
Ihr heiligen Lichter,
Gebt zu Geschäften mir Mut,
gebt von Geschäften mir Ruh,
Daß ich unter dem Glanze
des Tags mich munter vergesse,
Aber mich wiederfind'
unter dem Schimmer der Nacht!
Nieden am Staube zerstreun
sich unsre gaukelnden Wünsche;
Eins wird unser Gemüth
droben, Ihr Sterne, bei Euch.

Johann Gottfried Herder

Falls Sie Gefallen an diesen Übungen finden und ihre positive Wirkung zu schätzen beginnen, sollten Sie sich eine Therapeutin oder einen Therapeuten der Sprachgestaltung in Ihrer Nähe suchen, mit dem Sie diese faszinierende Anwendung von Sprache als Therapie gezielt nutzen können (siehe Therapeuten-Netzwerkadresse im Anhang).

Rhythmus und Leben

Was für ein wunderbarer Morgen! Die Sonne steht noch unter dem Horizont, doch die Wolken werden von ihrem warmen rötlichen Licht schon von unten durchleuchtet. Dahinter erstrahlt ein kristallklarer Himmel. Das Blau dieses Himmels ist unser eigentlicher Weckreiz, ein sogenannter Zeitgeber, wie es die Chronobiologie ausdrückt. Wie Sie schon wissen: Winzige Sehzellen an der Oberfläche unserer Netzhaut, tief drinnen im Auge, nehmen diesen Zeitgeber wahr und transportieren die Information »Was für ein wunderbarer Morgen!« zu zwei kleinen Kernen in der Mitte des Kopfes, wo ein Teil der Sehnerven sich überkreuzt. Diese Kerne, *nukleus suprachiasmaticus* genannt, wecken nun den ganzen restlichen Organismus auf. Über Hormone und vegetative Nervenbahnen erhöhen sie die Herzschlagfrequenz, den Cortisolspiegel, beruhigen das Immunsystem, stellen die Leber, die Niere, die Lunge und alle anderen Organe auf den Tag um, der nun angebrochen ist.

Rechnen Sie einmal nach, wie oft sich die Erde bereits um ihre eigene Achse gedreht hat, seit Blaualgen zum ersten Mal Licht wahrnehmen konnten, also seit 1,6 Milliarden Jahren. 1,6 Milliarden Jahre mal 365 Tage, das sind knappe 600 Milliarden Erdumdrehungen (in Zahlen 600 000 000 000 Mal) um die eigene Achse und natürlich 1,6 Milliarden Mal um die Sonne und durch die Jahreszeiten. So oft hat das Leben, seit es zum ersten Mal des Lichts gewahr wurde, den Sonnenauf- und Sonnenuntergang erlebt. Zeit genug, um diesen Vorgang wirklich nachhaltig in sich aufzunehmen. Und so ist es: Es gibt kein Lebewesen, das nicht – neben anderen Rhythmen – den Tagesgang in seine Zellen eingeschrieben hat. Auch beim Menschen sitzen Hunderte Billionen von inneren Uhren in 100 Billionen Körperzellen. Jede Zelle hat in ihren Genen den Tageslauf eingraviert und strebt danach, in ihrem Rhythmus mit diesem Ablauf mitzuschwingen. Über diese Rhythmen verständigen sich die Zellen auch untereinander und stimmen sich aufeinander ab.

Auch die Genetiker haben die Wichtigkeit der biologischen Rhythmen mittlerweile erkannt: Zunächst entdeckte man etwa acht bis neun Gene, deren einzige Aufgabe anscheinend darin besteht, die innere Tagesschwingung der Zellen zu ermöglichen. Bald darauf konnte man mit neuen und schnelleren Methoden der Genanalyse beobachten, dass anscheinend 10 Prozent der Gene chronobiologisch gesteuert sind. 2004 schrieb man dann von 40 Prozent der Gene, und 2010 war klar, dass es praktisch kein Gen gibt, das in seiner Tätigkeit *nicht* chronobiologisch abgestimmt ist.

Bald stellte sich jedoch heraus, dass nicht alle Körperzellen dieser Rhythmik auch folgen, manche sind Eigenbrötler und zeigen andere Rhythmen, die mit denen des Gesamtorganismus nicht übereinstimmen. Es war eine kleine Sensation, als entdeckt wurde, dass gerade die Krebszellen solche Eigenbrötler sind. Während gesunde Körperzellen sich höchstens einmal am Tag vermehren und den Rest des Tages dem restlichen Organismus zur Verfügung stehen, sind Krebszellen rund um die Uhr mit Wachstum beschäftigt. Es ist verständlich, dass aus diesem Grund Krebs viel schneller wächst als das gesunde Körpergewebe. Damit Krebszellen sich so rasend vermehren können, benötigen sie eine gute Blutversorgung. Tatsächlich wird Krebs erst dann gefährlich, wenn die Tumorzellen durch die Bildung entsprechender Wachstumsfaktoren Blutgefäße »anfordern«. Erst dann setzt ein rapides Tumorwachstum und die Bildung von Metastasen, also Tochtergeschwülsten, ein. Interessanterweise sind die von den Krebszellen abgezweigten Blutgefäße nicht nur räumlich weniger klar geordnet, sie zeigen auch keine sonst im Gefäßsystem übliche Rhythmik. Mit Professor Rakesh Jain, einem führenden Spezialisten auf diesem Gebiet, habe ich einmal diskutiert, ob die Wiederherstellung der Gefäßrhythmik ein therapeutisches Ziel bei der Krebsbehandlung sein könnte, und er hat dies ausdrücklich bejaht. In der Krebstherapie könnte es also offensichtlich noch einige Neuerungen und Erkenntnisse geben, die ihren Ursprung in der Chronobiologie haben und die die konventionelle Onkologie noch überhaupt nicht in Betracht gezogen hat.

In unseren Studien haben wir herausgefunden, dass krebskranke Patienten eine stark verringerte Herzrhythmusflexibilität zeigen. Das Herz ist bei diesen Menschen wesentlich weniger schwingungsfähig und passt sich nicht so an die anderen Rhythmen des Organismus an wie bei Gesunden. Viele Patienten sind auch tagsüber müde und können nachts nicht besonders gut schlafen. Machen sie eine Rhythmustherapie und gestalten sie ihren Tagesablauf rhythmusgerecht (dazu kommen wir später genauer), so verbessert sich ihr Allgemeinzustand, und sie können besser schlafen.

Wir nehmen an, dass die abgeschwächte Rhythmik der Krebspatienten durch die unterschiedlichen Rhythmen von

Gesamtorganismus und Krebsgewebe zustande kommen. Während der gesunde Organismus synchron, das heißt in allen Teilen aufeinander abgestimmt schwingt, ist das Tumorgewebe beim Krebspatienten von der Schwingung des Restorganismus abgekoppelt und arbeitet möglicherweise sogar gegen diese Schwingung. Der Tumor schwingt also nicht mit, und dadurch ist die Gesamtschwingung und auch die Schwingungsfähigkeit des Organismus verringert.

Es wäre schön, wenn wir auch in einer großen wissenschaftlichen Studie einmal zeigen könnten, dass Rhythmustherapien präventiv, also vorbeugend gegen Krebs wirken können und vielleicht sogar therapeutisch. Es gibt bereits einige höchst erstaunliche Hinweise darauf, wie Krebspatienten mit Rhythmus geholfen werden kann. Studien der französischen Forschergruppe um Francis Levi, aber auch die Beobachtungen unseres Institutes zeigen, dass die Lebensqualität von Tumorkranken deutlich ansteigt, wenn man ihnen hilft, die Körperrhythmik wiederherzustellen. So konnten wir bei Brustkrebspatientinnen erstaunliche Verbesserungen der Stimmung wie auch der Lebensqualität zeigen, wenn sie an einer Rhythmustherapie teilnahmen. Dabei halfen wir ihnen, den Tagesablauf zu ordnen und unterstützten mit aktiver Kunsttherapie die Ausbildung einer verbesserten Erholungs- und Schwingungsfähigkeit. Die meisten Patientinnen lebten außerdem am Ende unserer Studie noch und hatten bereits damit eine längere Lebenserwartung, als von den Ärzten vorhergesagt. Das sind positive Ergebnisse, noch fehlen aber ausreichend große Studien, die eine Anerkennung der Wirksamkeit von Rhythmustherapien ermöglichen würden. Die herkömmliche Förderlandschaft der Krebsforschung ist leider nicht bereit, ein so spannendes Thema zu finanzieren, man forscht lieber an neuen molekularen Mechanismen der Krebsentstehung – untersucht also Raum und Stoff, anstelle von Zeit und Rhythmus im Organismus. Als Betroffene oder Angehörige – und natürlich zur Vorbeugung – können Ihnen unsere ersten Erkenntnisse aber wichtige Informationen geben und Sie hoffentlich motivieren, sich ganz persönlich um ein rhythmisches Leben zu bemühen.

Das rhythmische System

Bisher haben wir uns vor allem über einen Rhythmus, den Tagesrhythmus, unterhalten, der auch das Forschungsthema der meisten wissenschaftlich arbeitenden Chronobiologen ist. Tatsächlich handelt es sich um einen sehr wichtigen Rhythmus, der bereits von Christoph Wilhelm Hufeland, dem prominenten Arzt der Goethezeit, als »Einheit unserer natürlichen Chronologie« bezeichnet wurde (in seinem Buch: *Die Kunst, das menschliche Leben zu verlängern*, Jena 1798). Natürlich gibt es wesentlich mehr Rhythmen in der Natur und im menschlichen Organismus und diese wirken – wie die Sehnen und Muskeln im Körper – zusammen. Hildebrandt hat, angeregt durch Vorträge von Rudolf Steiner, den er sehr geschätzt hat, als Erster mit der wissenschaftlichen Erforschung des gesamten »rhythmischen Systems« begonnen. Er konnte nachweisen, dass eine große Zahl biologischer Rhythmen in Wechselwirkung zueinander steht und sie miteinander ein ganzes Spektrum bilden, das den Organismus und seine Organsysteme durchdringt und koordiniert.

Denkt man dieses System weiter, so kann man zum Schluss kommen, dass wir nicht nur einen räumlichen Körper besitzen, der durch die Anatomie etwa seit dem 16. Jahrhundert wissenschaftlich erforscht wird, sondern auch eine Art »zeitlichen

Körper«. Interessanterweise hat auch die Anatomie lange gebraucht, bis sie ein zuverlässiges Bild vom räumlichen Körper erfassen konnte: Aristoteles hatte noch eine sehr schematische Vorstellung von der menschlichen Anatomie, obwohl der räumliche Körper gut sichtbar und mit Händen begreifbar ist. Trotzdem konnte erst Leonardo da Vinci im 15. und Andrea Vesalius im 16. Jahrhundert diese räumliche Anatomie so zeichnen, dass sie Basis für eine moderne Medizin und Chirurgie wurde.

Wie viel schwerer ist es, eine zeitliche Anatomie zu erfassen, die nicht unmittelbar sichtbar ist und nur mit aufwändigen Messungen dargestellt werden kann! Das dürfte wohl der Grund sein, warum eine Vorstellung vom zeitlichen Körper des Menschen erst im 20. Jahrhundert beginnen konnte. Heute erforschen wir mit sogenannten ChronoCardiogrammen die komplexe Landschaft dieser zeitlichen Anatomie. Und wir stellen fest, dass nicht nur eine großformatige Anatomie, sondern sogar eine kleinteilige Histologie (eigentlich: Gewebelehre) der Zeit im Organismus zu beobachten ist. Viele kleine Rhythmen und Rhythmusänderungen bilden, über einen gewissen Zeitraum betrachtet, ein Gewebe von Rhythmen aus, das in einer bildlichen Darstellung der Rhythmen tatsächlich Ähnlichkeit mit einem räumlichen Gewebe hat.

Unser Herz tanzt

Interessanterweise bildet der menschliche Herzschlag in besonderer Weise diese Zeitanatomie der biologischen Rhythmen ab. Der Herzschlag selbst ist ja ein Rhythmus, den jeder von uns beobachten kann, wenn er einen Finger ans Herz oder an eine größere Schlagader legt. Dieser Herzschlag ist keineswegs konstant, sondern zeigt ein ständiges Schwingen: Das Herz tanzt mit der Atmung, mit dem Blutdruck und auch mit dem Rhythmus unserer kleinen Blutgefäße, der sogenannten Arteriolen, die die Blutzufuhr zu jedem Gewebe rhythmisch regulieren. Einerseits schwingen diese kleinen Arteriolen natürlich mit jedem einzelnen Herzschlag mit, andererseits besitzen sie eine Eigenrhythmik im Puls von etwa einer Minute, in der sie sich öffnen und schließen. Das Herz schwingt im Gegenzug mit dieser Eigenrhythmik der kleinen Gefäße. So ist der Herzrhythmus mit vielen Rhythmen der Organe unseres Körpers verschränkt.

Doch auch im Tagesgang tanzt das Herz: Nachts wird es langsamer und am Tag schneller. Ebenso im Jahreslauf: Im Sommer ist der Herzschlag etwas schneller, im Winter langsamer.

Von der Schulmedizin lange Zeit als schnöde »Pumpe« angesehen, ist das Herz in Wirklichkeit ein hochsensibles Organ. Das wussten schon die alten Chinesen, die ein wunderschönes kalligrafisches Zeichen für das Herz schrieben (*schim*), das sowohl die Bedeutung von »Herz« als auch von »Seele« hat. Bei einem Weltkongress für Psychiatrie in den 1990er-Jahren erzählte ein ägyptischer Arzt, der bei der Weltgesundheitsorganisation WHO arbeitet, dass auch im alten Ägypten die Bedeutung von »Herz« und »Seele« identisch war. Es dürfte kein Zufall sein, dass bei psychiatrischen Erkrankungen, insbesondere Depressionen, eine deutlich erhöhte Sterblichkeit an Herzerkrankungen zu beobachten ist.

Die eben beschriebene »Herzratenvariabilität«, also das dauernde Tanzen des Herzens mit den anderen Rhythmen des Körpers und der Umgebung, hat in den letzten 30 Jahren medizinisch enorm an Interesse gewonnen. Derzeit erscheinen jedes Jahr über 1000 wissenschaftliche Arbeiten, die sich damit beschäftigen. Allerdings ist der Name Herzratenvariabilität etwas unglücklich gewählt. Er stammt aus einer Zeit, in der Kardiologen vermuteten, dass diese Variabilität durch ein noch nicht vollständig ausgereiftes vegetatives Nervensystem entsteht. Vor allem bei Jugendlichen trat die Herzratenvariabilität nämlich besonders kräftig in Erscheinung, während sie mit zunehmendem Alter immer mehr abnahm. Tatsächlich hat sich gezeigt, dass die Herzratenvariabilität, oder wie wir sie nennen: die »Herzrhythmusflexibilität« ein ausgezeichneter Indikator für Vitalität ist, also gerade für Jugendlichkeit. Je stärker das Herz mit den anderen Rhythmen des Körpers tanzt, desto vitaler, gesünder, erholungsfähiger ist der Organismus. Leider hat die heutige Medizin ganz stark die Tendenz, auf Defizite und nicht auf Ressourcen zu schauen. Diagnostik, die wichtigste Tätigkeit des Arztes, ist ja nicht auf die Bildung von Gesundheit ausgerichtet, sondern auf die Unterscheidung verschiedener Krankheiten. Ein gesunder Patient wird daher mit dem Kürzel o.B., also »ohne Befund«, bezeichnet. Das mag wohl ein Grund sein, warum die Herzrhythmusflexibilität in der Medizin so lange vernachlässigt wurde und teilweise noch immer wird: Sie ist weniger ein Indikator für Krankheit als vielmehr für Gesundheit, und damit können viele der heutigen Ärzte nicht viel anfangen. Es wäre sehr wünschenswert, wenn Gesundheit in der Medizin der Zukunft den wichtigen Stellenwert bekäme, den sie für den Menschen tatsächlich hat. Das setzt allerdings auch eine gesundheitsorientierte Ausbildung der Mediziner voraus, die sich stark von der derzeitigen unterscheiden würde. Die Chronobiologie und ihre Anwendung in der Chronomedizin könnten dazu einen wesentlichen Beitrag leisten.

Sprechen wir daher von nun an über die Herzrhythmusflexibilität. Für die Regulation zahlreicher Körpervorgänge, für die Erhaltung der menschlichen Gesundheit wie auch für die persönliche Nutzung der Rhythmen ist diese Flexibilität des Herzschlags von größter Bedeutung.

Die Rhythmik des Blutdrucks

Tagsüber können wir beobachten, dass unser Herz vor allem mit dem Blutdruck und den kleinen Blutgefäßen mitschwingt. Wenn Sie beim Arzt eine Blutdruckmessung machen lassen und diese einige Minuten später wiederholen, so werden Sie mit ziemlicher Sicherheit zwei etwas unterschiedliche Werte erhalten. Das liegt nicht nur an der Ungenauigkeit des Messgerätes, sondern vor allem daran, dass Ihr Blutdruck tatsächlich etwa alle zehn Sekunden ein Auf und Ab um einige Prozente zeigt, die man als »Blutdruckrhythmik« bezeichnet. Diese langsame Rhythmik, fünf Sekunden Anstieg, fünf Sekunden Abfall, können Sie beim Blutdruckmessen und auch im Puls nicht spüren, aber mit genauen und fortlaufend aufzeichnenden Geräten kann sie gemessen werden. Sie ist ein Ausdruck von normalen und gesunden Regulationsvorgängen im Organismus. Durch die Variation des Blutdrucks, also durch diese Blutdruckrhythmik, reguliert unser Körper die Höhe des Blutdrucks, den Ihr Arzt dann messen kann. Bei Menschen mit starkem Bluthochdruck hat man eine Einschränkung dieser Rhythmik gefunden, was darauf hinweist, dass die Zehn-Sekunden-Rhythmik tatsächlich von Bedeutung für das richtige »Einpendeln« des Blutdrucks sein könnte.

Unser Herz zeigt nun die Eigenschaft, dass es mit dieser Blutdruckrhythmik besonders stark mitschwingt, wenn wir konzentriert und aufmerksam ein Gespräch führen, eine Mathematikaufgabe lösen oder einen Text lesen. Alle diese Dinge haben mit wachem Bewusstsein zu tun, und tatsächlich findet man diese Blutdruckrhythmik im Herzschlag vorwiegend tagsüber. Im Tiefschlaf in der Nacht verschwindet sie völlig, offenbar gleichzeitig damit, dass wir das Bewusstsein verlieren.

Die Rhythmik der kleinen Gefäße

Die Durchblutung der kleinen Blutgefäße zeigt eine langsamere Rhythmik, nicht im Bereich von zehn Sekunden, sondern im Minutenbereich, also 60 Sekunden. Die kleinen Gefäße öffnen und schließen sich innerhalb dieser Zeitdauer. Auch mit dieser Rhythmik schwingt das Herz mit: wenn wir emotional bewegt sind, uns körperlich bewegen oder Kälte beziehungsweise Hitze ausgesetzt sind. Diese Blutgefäßrhythmik im Herzschlag tritt vor allem in den Traumphasen auf, wenn wir starke Emotionen erleben, aber auch tagsüber bei körperlicher Aktivität. Es ist interessant, dass Emotion und Motion, in denen der gleiche Wortstamm steckt, auch eine ähnliche Herzrhythmusflexibilität hervorrufen. Auch die Nähe der Emotion zur körperlichen Wärme oder Kälte ist beachtlich. Unser Herzschlag spiegelt da Erfahrungen wieder, die wir aus dem eigenen Erleben, in der Wissenschaft aber nur aus der Tiefenpsychologie kennen. Aus den grafischen Bildern der Herzrhythmusflexibilität – den ChronoCardiogrammen – können wir zwar nicht genau sagen, ob jemand zum entsprechenden Zeitpunkt emotional bewegt war oder sich körperlich bewegt hat, aber wir können die ähnliche Reaktion des Herzschlags auf beide Ereignisse beobachten und können sie Tageserlebnissen zuordnen. Aus neurophysiologischen Studien wissen wir, dass insbesondere der Sympathikusnerv mit dieser Art von Rhythmik in Verbindung steht. Das Herz wird ja über Sympathikus und Vagus gesteuert – der

Sympathikus ist zuständig für Leistung und Beanspruchung, der Vagus für Erholung, Regeneration und auch Selbstheilungsprozesse.

Frischekur für das Gehirn – die Nacht

Während der Sympathikus am Tag besonders aktiv ist, hat der Vagus seinen großen Auftritt in der Nacht, und hier insbesondere in den Tiefschlafphasen. Wenn »Nerv« nicht männlich wäre, könnte man sagen, der Vagus ist die »Königin der Nacht«. Charakteristisch für die Vagusaktivität ist das Mitschwingen des Herzschlags mit der Atmung. Besonders in den Tiefschlafphasen schwingt das Herz intensiv mit der Atmung mit und stellt sich dabei auf ein Verhältnis von vier Herzschlägen zu einem Atemzug ein. Die Atemrhythmik des Herzschlags ist die einzige Komponente der Herzrhythmusflexibilität, die wir direkt und ohne Messgerät beobachten können: Legen Sie den Finger auf eine Arterie, z. B. am Handgelenk, und fühlen Sie den Pulsschlag. Wenn Sie nun tief einatmen, können Sie bemerken, dass der Herzschlag etwas schneller wird, beim Ausatmen wieder langsamer. Je stärker diese Änderung ist, desto stärker ist Ihr Vagustonus und desto vitaler und jugendlicher ist Ihr Herz. Mit dem ChronoCardiogramm kann diese Verbindung zwischen Herzschlag und Atmung besonders genau gemessen und im Lauf des Tages und der Nacht dargestellt werden. Bei guter Schlafqualität ist der Vagustonus besonders stark, er wird dann als kräftige Linie im ChronoCardiogramm sichtbar. Beispiele für solche bildlichen Darstellungen finden Sie auf unserer Website (siehe Anhang).

Ähnlich wie die Chronobiologie des Menschen ist auch der Schlaf lange Zeit wissenschaftlich kaum untersucht worden. Man hielt die Nachtzeit für eine nutzlose und physiologisch uninteressante Zeit, in der im Organismus kaum irgendetwas vor sich geht und alle Systeme heruntergeschaltet sind, um Energie in der kalten Zeit des Tages zu sparen. Auch heute noch fragen sich viele wissenschaftliche Arbeiten, welchen Sinn das Schlafen denn überhaupt habe. Wahrscheinlich ist diese Frage typisch für unsere extrem leistungsorientierte Zeit, in der nur produktive Menschen und Zeiträume einen Wert für die Menschheit zu haben scheinen. Chronobiologen allerdings haben schon lange den großen Wert des Schlafs erkannt. Im Gegensatz zu einem Automobil, das nachts in der Garage vor sich hin rostet, besitzt der menschliche Organismus die Fähigkeit, sich in der Nacht aktiv zu regenerieren. Die Hirnströme und ChronoCardiogramme haben gezeigt, dass die Nacht eine hochaktive Phase ist, in der das Chaos des Tages vom Organismus wieder neu geordnet und der Stoffwechsel gereinigt wird.

Erst 2014 hat die holländische Wissenschaftlerin Maiken Nedergaard feine Kanäle entdeckt, die in die Gehirnrinde hineinführen und sich während des Schlafs öffnen. Analog zum lymphatischen System bezeichnet man diese Kanäle als glymphatisches System, das gesundheitsschädliche Stoffe, die bei Alzheimer und ähnlichen Gehirnerkrankungen eine Rolle spielen, im Schlaf ausspült. Die Kanäle werden in dieser Zeit mit Liquor, die Flüssigkeit, die unser Gehirn umgibt, durchspült. Unser Gehirn wird quasi »chemisch gereinigt« und von Stoffwechselprodukten befreit. Das passiert in den Tiefschlafphasen, also dann, wenn wir keine oder nur blasse Träume haben. Offensichtlich ist das Gehirn in dieser Zeit nicht zum

Denken geeignet, was jeder, der schon einmal in dieser Phase geweckt wurde, gut nachvollziehen kann.

Wenn unser Schlaf beginnt, treten wir zunächst in eine Tiefschlafphase ein, in der eine erste Reinigung stattfindet. Sie dauert etwa 75 Minuten. In den darauffolgenden Traumphasen, die wegen der schnellen Augenbewegungen auch als REM-Schlafphasen (von Rapid Eye Movement) bezeichnet werden, werden mit dem frisch gereinigten Gehirn die Tagesereignisse geordnet. Aus entsprechenden Studien wissen wir, dass diese dann im Gedächtnis abgelegt werden und die Traumphasen somit sehr wichtig für die Gedächtnisbildung sind.

Tiefschlaf- und Traumphase zusammen dauern 90 bis 120 Minuten und wiederholen sich in einer durchschnittlichen Nacht fünfmal. Wir kennen diesen Zeitraum von anderthalb bis zwei Stunden aus dem BRAC-Zyklus (siehe »Der helle Mittag«, Seite 73 f.). 90 Minuten mal fünf ergeben 7,5 Stunden, ein Zeitraum, der in zahlreichen Studien als durchschnittliche Schlafdauer beim Menschen ermittelt wurde. Siebeneinhalb Stunden Schlafdauer ist auch mit der höchsten Lebenserwartung verbunden: Millionen untersuchte Menschen in Japan wie auch in den USA zeigten dann die höchste Lebenserwartung, wenn sie täglich zwischen sieben und acht Stunden schlafend verbrachten. Menschen mit weniger als fünf Stunden täglichem Schlaf hatten eine deutlich verkürzte Lebenserwartung. Aber auch zu langer Schlaf ist nicht günstig: Ab neun Stunden sank die Lebenserwartung noch stärker als bei weniger als fünf Stunden Schlafdauer.

Qualitäten des Tagesablaufs

»Achte gut auf diesen Tag,
denn er ist das Leben –
das Leben allen Lebens.
In seinem kurzen Ablauf liegt alle seine
Wirklichkeit und Wahrheit des Daseins,
die Wonne des Wachsens,
die Größe der Tat,
die Herrlichkeit der Kraft.
Denn das Gestern ist nichts als ein Traum
und das Morgen nur eine Vision.

Das Heute jedoch, recht gelebt,
macht jedes Gestern
zu einem Traum voller Glück
und jedes Morgen
zu einer Vision voller Hoffnung.

Darum achte gut auf diesen Tag.«

Dschalal ad-Din Muhammad Rumi

Setzen wir unsere Reise durch die wunderbare Welt der Rhythmen fort, indem wir die großen rhythmischen Komponenten unseres Lebens besprechen, wie sie in einer natürlichen Umwelt zu beobachten sind. Danach machen wir uns an eine bessere Gestaltung unseres täglichen Lebens mithilfe der uns dann vertrauten Rhythmen.

Beginnen wir nochmals mit dem Tagesrhythmus, von dem bereits einige Aspekte in vergangenen Kapiteln besprochen wurden. Wie wir gehört haben, sind viele unserer Körperrhythmen mit dem Licht verbunden. Dies gilt insbesondere für den Tages- und Jahresablauf, sodass wir zunächst die Qualitäten des Lichts im Verlauf des Tages und dann des Jahres anschauen wollen, wie sie sich in einer mehr oder weniger ungestörten Natur entfalten.

Der frühe Morgen

Wenn am Morgen die Sonne aufgeht, machen Kälte und Dunkelheit der Nacht allmählich einer immer angenehmeren Wärme und Helligkeit Platz. Unser Körper hat sich darauf schon vorbereitet und die Cortisolproduktion angeworfen, ein Hormon, das unser Immunsystem zügelt und den Körper um diese Zeit für den Tag fit macht. Unsere Herzfrequenz ist bereits angestiegen, ebenso wie die Körpertemperatur ab drei Uhr morgens ansteigt. Auch unsere Körpergröße ist jetzt maximal, wir sind um etwa ein bis zwei Zentimeter größer als am Abend.

In den Bergen verfärben sich die Gipfel zunächst rötlich und goldgelb, dann nehmen sie immer mehr die Farbe des Tages an. Die nun zurückgehende Nachtkälte hatte auch ihr Gutes: In der Luft vorhandene Feuchtigkeit hat sich im Laufe der Nacht abgesetzt und glitzert nun als Tau auf den Gräsern und Pflanzen. Die Luft erreicht die größte Klarheit und Transparenz, und eine wunderbare Fernsicht ist möglich, wenn wir auf einem Aussichtspunkt stehen. Darum lieben Bergsteiger den frühen Morgen.

Im Frühjahr hat das Vogelkonzert schon begonnen: Tausende Amseln, Drosseln, Stare, Meisen, Rotkehlchen, Lerchen und Finken singen und jubilieren bereits ab vier Uhr morgens nach Leibeskräften und erzeugen einen wunderschönen Klangteppich, der uns in den neuen Tag lockt.

Ein kräftiges Frühstück

Nun ist es Zeit für ein kräftiges, eiweißreiches Frühstück, das unsere Körperfunktionen so richtig in Schwung bringt. Das Sprichwort, nach dem man frühstücken solle wie ein König, zu Mittag essen wie ein Bürger und abends essen wie ein Bettler, hat durchaus chronobiologische Bestätigung gefunden. Schon seit einiger Zeit ist bekannt, dass der Stoffwechsel am Morgen auf Wärmeerzeugung eingestellt ist. Am Morgen erzeugt Nahrung vor allem Wärme für den neu erwachten Organismus, am Abend passiert dies kaum noch, dann wird der nicht genutzte Anteil der Kalorien zu Körperfett.

Lassen Sie mich hier einen Exkurs zur Ernährung machen, denn auch sie ist (chrono-)biologisch entscheidend. Zum ersten Mal in der Geschichte sind wir heute so weit, dass es weltweit mehr über- als unterernährte Menschen gibt. Einer der Gründe dafür ist sicher die unrhythmische Ernährungsweise in den Industrienationen sowie das Essen zur falschen Zeit oder unter Stress. Gutes, und das heißt unter anderem frisch zubereitetes Essen, benötigt Zeit. Zeit für die Auswahl und den Einkauf der Lebensmittel, für die Zubereitung und auch zum Essen selbst, das man, wenn möglich, in einer Familie oder Gemeinschaft einnehmen sollte. Die »Slow Food«-Bewegung hat diese Idee zum Thema gemacht. Restaurants, in denen Sie Slow Food erhalten, haben sich verpflichtet, nur frische Lebensmittel frisch zu verarbeiten und weitgehend auf Dosen- und Tiefkühlprodukte zu verzichten. Für die Erhaltung von Gesundheit und Wohlbefinden und für ein glückliches Altern ist dies sicher eine ganz wesentliche Entscheidung. Die allerbeste Entscheidung, die Sie treffen können, ist jedoch, wenn Sie Ihre Nahrung aus frischen und biologisch angebauten Zutaten selbst kochen oder sie noch besser, zumindest teilweise, selbst anbauen und verarbeiten. Sie werden staunen, wie gut Obst und Gemüse schmeckt, wenn es aus dem eigenen Garten kommt und Sie nur ganz frische und möglichst einfache Zutaten verwenden.

Es gibt einen sehr eindrucksvollen Test, mit dem Sie die Qualitätsunterschiede frischer und verschieden stark verarbeiteter Lebensmittel nachvollziehen können. Nehmen wir zum Beispiel Orangen. Besorgen Sie sich möglichst frische und reife Bio-Orangen, einen direkt gepressten Premium-Orangensaft, einen normalen rückverdünnten Orangensaft (100 Prozent Saft) sowie eine Orangenlimonade (mit etwa 10 Prozent Orangensaft und viel Zucker). Pressen Sie die frischen Bio-Orangen aus und schenken Sie sich dann ein weiteres Glas von jeder Sorte Orangensaft ein. Wenn Sie nun von jedem Glas kosten, werden Sie einen dramatischen Unterschied schmecken. Von Glas zu Glas geht es mit der Qualität abwärts. Vergleichen Sie zum Schluss die Orangenlimonade mit dem frisch gepressten Orangensaft und überlegen Sie dann: Möchten Sie jemals in Ihrem Leben erneut Orangenlimonade trinken?

Ähnliche Qualitätsunterschiede gibt es bei den Ölen und Fetten. Diese Stoffe sind für den Organismus deswegen besonders wichtig, weil die Nervenmembranen und überhaupt alle äußeren Hüllen der Zellen aus einer Doppellage von Fettsäuren aufgebaut werden. Hochwertige Fette sind also unter anderem die Basis einer stabilen Zellhaut, allerdings schließen »hochwertig« und »billig« einander weitgehend aus. Würden Sie für Ihr Auto die billigste Ölvariante kaufen, wenn Sie wüssten, dass der Motor dann nur zwei Drittel seiner eigentlich möglichen Lebenserwartung schafft? Ich kenne einige Menschen, die für ihren Automotor ein Öl für 35 Euro pro Liter kaufen, für sich selbst ist ihnen ein kalt gepresstes Olivenöl für etwa 15 Euro pro Liter aber zu teuer. Die Prioritäten muss eben jeder selbst setzen.

Wenn Sie die Möglichkeit haben, das Frühstück im Freien einzunehmen, mit Blick auf die Natur, nutzen Sie die Chance, Ihre inneren Uhren umso schwungvoller anzuwerfen. Das Licht des Morgens wirkt als Weckreiz und Zeitgeber und ist nirgends so hell wie im Freien. Es regt außerdem die Produktion von Serotonin an, einem Hormon, das uns glücklich und energiegeladen macht und das überdies das Ausgangsmaterial für das Melatonin der darauffolgenden Nacht ist. Nicht vergessen darf man bei der Lichtwirkung das für die Gesundheit so wichtige Vitamin D3, das in der Haut aus seiner Vorstufe durch die Einwirkung von Ultraviolettem Licht (UV) gebildet wird. Vitamin D3 hat sich in zahlreichen Studien und bei einer ganzen Reihe von Erkrankungen, unter anderem bei Krebs, als präventiv wirksam herausgestellt. Man geht heute davon aus, dass durch das UV-Licht der Sonne wesentlich mehr Krebserkrankungen *verhindert* werden, als Hautkrebs *erzeugt* wird. Im Morgenlicht wie auch im Abendlicht ist durch die Filterwirkung der Atmosphäre besonders günstiges UV-Licht enthalten, das die Vitamin-D-Produktion ankurbelt, ohne dass es so viele Sauerstoffradikale erzeugen würde wie das Licht der Mittagssonne.

In einer Studie, die wir durchgeführt haben, war die Schlafqualität in der darauffolgenden Nacht durchwegs besser, wenn die Versuchsperson am Morgen ein kräftiges Frühstück zu sich genommen hatte. Es gibt allerdings Menschen, die am Morgen keinerlei Appetit haben. Wir haben die Erfahrung gemacht, dass sich das im Laufe der Zeit legt, wenn die Körperrhythmen in Ordnung gebracht wurden. Ich darf Sie daher um etwas Geduld bitten, falls Sie derzeit noch zur Gruppe der morgendlich Appetitlosen gehören. Machen Sie sich dann einen guten

Kräuter- oder Grüntee und beobachten Sie Ihre Familienmitglieder, wie sie – hoffentlich mit Appetit – das Frühstück zu sich nehmen.

Kaffee ist am Morgen bei vielen Menschen sehr beliebt. Er enthält bekannterweise Koffein, ein Alkaloid, das nicht nur die Rezeptoren für Adenosin schließt und damit das Müdigkeitsgefühl löscht, sondern auch die innere Uhr ein wenig zurückstellt. Wenn man Kaffee gut verträgt, ist das am Morgen sehr angenehm, weil man weniger Müdigkeit spürt. Am Abend sollte man Kaffee meiden, da mit ihm die Melatoninausschüttung nach neuesten Forschungsergebnissen um 40 Minuten verspätet stattfindet. Deshalb schläft man nach Kaffeegenuss am Abend auch so schlecht ein. Morgenkaffee ist in geringen Mengen offensichtlich sogar gesund. Studien an medizinischem Personal haben herausgefunden, dass ein bis drei Tassen Kaffee täglich mit einem geringeren Risiko für Herz-Kreislauf-Erkrankungen und Diabetes in Verbindung stehen. Allerdings ist nicht das Koffein dafür verantwortlich, sondern wahrscheinlich die im Kaffee enthaltenen Polyphenole, da koffeinfreier Kaffee dieselbe schützende Wirkung zeigt.

Der helle Mittag

Je höher die Sonne am Himmel steigt, umso wärmer und heller wird es. Das Vogelkonzert verstummt wieder. Der Vormittag ist für die meisten Menschen eine sehr produktive Zeit, in der sie konzentriert arbeiten können und viel weiterbringen, wenn sie die Zeit gut strukturieren und mit Freude nutzen. Aus der psychologischen Forschung ist bekannt, dass ein erwachsener Mensch seine Aufmerksamkeit etwa eineinhalb bis maximal zwei Stunden auf eine Sache richten kann. Man bezeichnet diesen Zyklus der Aufmerksamkeit als basalen Ruhe- und Aktivitätszyklus (engl. *basal rest and activity cycle*: BRAC). Aus diesem Grund gilt für Vortragsredner auch eine eherne Regel: Sie können über alles sprechen, nur nicht über eineinhalb Stunden. Tatsächlich sollten Sie sich, was auch immer Sie zu bearbeiten haben, höchstens eineinhalb bis zwei Stunden ohne Pause mit dem gleichen Thema beschäftigen. Wenn Sie den Tagesablauf chronobiologisch günstig strukturieren wollen, sollten Sie die Arbeitseinheiten in eineinhalbstündige Perioden unterteilen. Nach jeder sollten Sie mindestens 15 Minuten Pause einlegen, in der Sie andere Dinge tun als während der Arbeitszeit. Also nicht unbedingt E-Mails in der Pause lesen oder anstrengende Telefonate führen!

Wenn Sie konzentriert an einem Thema arbeiten und wissen, dass nach eineinhalb Stunden eine Pause folgt, werden Sie eine bisher nicht gekannte Produktivität feststellen. Insbesondere am Ende der eineinhalb Stunden werden Sie sich beeilen, um möglichst viel fertig zu bringen, bevor Sie in die Pause gehen. Anschließend können Sie sich von der Anstrengung erholen und neu orientieren. Wie Sie feststellen werden, ist es eine »lohnende Pause«, da Ihr Arbeitspensum über den Tag bei besserer Erholung nicht geringer wird, sondern sogar größer. In ungefähr diesem Zeitraster sollten Sie nun den ganzen Arbeitstag gestalten: eineinhalb bis maximal zwei Stunden Arbeit, 15 Minuten Pause. Was Sie vor lauter Arbeitseifer nicht vergessen sollten: In der Mittagszeit empfiehlt sich unbedingt eine längere Pause, in der Sie gemütlich Zeit haben, Mittag zu essen und einen kleinen Spaziergang zu unternehmen.

Sie haben vielleicht bemerkt, dass ich Ihnen keine genaue Uhrzeit für den Arbeitsbeginn und die Verteilung der Arbeit im Laufe des Tages nenne. Da es, wie wir gehört haben, Morgen-,

Indifferenz- und Abendtypen unter uns gibt, kann es hier keine genaue Regel geben. Sie müssen selbst herausfinden, wann Sie am besten mit dem Arbeitstag beginnen und aufhören. Für manche Menschen kann es sinnvoll sein, die Mittagspause zu verlängern und dafür am Abend länger zu arbeiten. Andere können kompakt arbeiten, sollten aber auf eine klare Gestaltung der Arbeit mit Kernarbeitszeit und Pausen trotzdem nicht verzichten.

Auch Veranstaltungen lassen sich wunderbar nach dieser Regel planen. Als ich unsere internationale Krebs- und Rhythmustagung mitorganisierte, probierte ich diese Regel erstmalig bei einer Tagung aus und ließ jeweils drei Redner mit einer Redezeit von jeweils einer halben Stunde in einem Block auftreten. Danach war eine halbe Stunde Zeit zur Stärkung am Kaffeetisch und für Gespräche (heute würde ich ein Gemüse-und-Obst-Buffet anbieten). Zu Beginn der Tagung fragten mich mehrere Teilnehmer, ob wir die Zeit nicht ökonomischer hätten nutzen können und zum Beispiel Tagungsblöcke mit zwei oder drei Stunden einplanen und 15 Minuten Pause dazwischen. Am Ende gratulierten mir alle und sagten, sie hätten noch nie eine so angenehme Tagungseinteilung erlebt. Die Pausen wurden für persönliche Gespräche genutzt, in denen sich die Forscher austauschten, die Sitzungen waren immer spannend, weil die sonst übliche Aufmerksamkeitsdauer nie überschritten wurde. Manchmal ist weniger eindeutig mehr.

Nach diesem kleinen Exkurs wieder zurück zu unserem Tagesablauf: Die langen Schatten des Morgens werden kürzer, und im Sommer kann es ordentlich heiß werden. Auf dem Land ziehen Bussarde über den Feldern ihre Kreise und stoßen ihre miauenden Rufe aus. Die Luft ist nicht mehr so klar wie am

Morgen, und im Sommer können erste Nachmittagsgewitter aufziehen. Durch verdunstendes Wasser kann Schwüle entstehen: Die hohe Luftfeuchtigkeit verhindert, dass unser Körper Wasser abgibt, und das erzeugt ein unangenehmes Hitzegefühl. Im Winter gleist der Schnee in der Mittagshelligkeit, und das Sonnenlicht erreicht jetzt durch die Reflexion von Schnee und Eis die maximale Intensität des Jahres.

Das Mittagessen

Nun ist es Zeit für ein Mittagessen, das, wie bereits besprochen, nicht allzu üppig sein sollte, vor allem in der Hitze des Sommers. Auch hier ist ausreichend Zeit für das Essen eine wichtige Voraussetzung, um den Verdauungsorganen die Möglichkeit zu geben, die Nahrung gut zu zerkleinern und mit Fermenten zu versehen, die bei der weiteren Verarbeitung dafür sorgen, dass die Nährstoffe vom Körper gut aufgenommen werden können. Nur hochwertige Nahrungsmittel schmecken gut, wenn Sie sie langsam und mit Bedacht essen. Versuchen Sie mal, wenn Sie nicht Vegetarier sind, einen Burger vom Fast-Food-Lokal ganz langsam zu kauen und die einzelnen Geschmacksnuancen von Brötchen, Fleisch (welche Fleischsorten sind da drin?) und Gemüse herauszuschmecken. Ich hoffe, Sie müssen sich dabei nicht übergeben.

Aufgrund der naturgegebenen Geschmacklosigkeit von industriell verarbeiteten und lange gelagerten Lebensmitteln hat die Industrie eine Reihe von Zusatzstoffen entwickelt, die den Geschmack unnatürlich verstärken und ein nicht mehr vorhandenes Aroma vortäuschen sollen. Sie geben beispielsweise Glutamat hinzu und viel Salz. Solche Nahrungsmittel schmecken merkwürdig, um nicht zu sagen übel, wenn man frische und natürliche Produkte gewohnt ist. Die Zusatzstoffe können zudem ein übermäßiges Hunger- und Durstgefühl auslösen, da zwar Nahrung aufgenommen wird, die von den zugesetzten Aromen versprochenen Vitamine und wertvollen Inhaltsstoffe jedoch nicht geliefert werden.

Was nach dem Essen in unserem Verdauungstrakt folgt, ist ein komplexes Glockenspiel, eine Symphonie unterschiedlicher Stoffe und Milieus, die die Nahrungsbestandteile in optimaler Weise für unseren Organismus aufbereiten. Der Speichel im Mundraum hat für gewöhnlich eine neutrale bis leicht basische Konsistenz, abgestimmt auf die Fermente, die insbesondere Kohlenhydrate, also zum Beispiel Stärke, abbauen und in Zucker umwandeln. Nach dem Schlucken landet der Speisebrei im Magen, wo es extrem sauer zugeht. Salzsäure unterstützt hier die Fermente, welche die Eiweiße in den Speisen zerlegen und Aminosäuren daraus machen. Wenn das gut funktioniert, können wir Eiweiße richtig verdauen, ohne dass es zu Allergien kommt. Die meisten Allergene sind nämlich Eiweiße oder Eiweißverbindungen. Die Produktion von Magensäure setzt bereits ein, wenn wir hungrig sind und Speisen riechen, oder wenn wir erwarten, dass es bald etwas zu essen gibt. Der russische Physiologe Iwan Petrowitsch Pawlow hat das bei Hunden nachgewiesen, der Speichelreflex, der im Magen genauso stattfindet, ist nach ihm benannt.

Der Speisebrei geht nun portionsweise weiter in den Zwölffingerdarm, hier wird die Säure durch die Verdauungssäfte der Bauchspeicheldrüse und der Galle wieder neutralisiert. Es wird eine basische Atmosphäre geschaffen, Enzyme rücken jetzt den Nahrungsölen und Fetten an den Kragen und zerlegen sie in einfache Fettsäuren. Die ganze Verdauung ist darauf abgestimmt, Nahrung, die von *andere*n Lebewesen stammt – Pflanzen oder Tieren – und *deren* Eigenschaften besitzt, so zu zerlegen, dass sie in Zellen *unseres eigenen* Körpers umgewandelt oder in Energie verwandelt werden können. Deshalb sind wir auch nicht das, was wir essen. Der Wolf wird, trotzdem er immer wieder Schafe frisst, nicht mit der Zeit zum Schaf. In unserem Organismus werden die einzelnen Bestandteile zu Grundbausteinen abgebaut, die keine Eigenschaft der Ausgangsorganismen mehr aufweisen, sondern ganz menschliche Zellen und Organe werden können. Dies ist ein aktiver Prozess, eine Leistung unseres Verdauungsapparates, die nach einem ganz bestimmten Rhythmus nach der Nahrungsaufnahme erfolgt. Selten kann man so gut beobachten, wie wichtig die Produktion der richtigen Substanz zum richtigen Zeitpunkt ist. Und tatsächlich werden die Zeitpunkte der Mahlzeiten von der Chronobiologie, neben dem Licht, als die wichtigsten Zeitgeber bezeichnet. Damit haben wir einen wirksamen Hebel, den wir von selbst aktiv einsetzen und mit dessen Hilfe wir Gesundheit und Wohlbefinden steuern können: regelmäßig essen.

Das Mittagsschläfchen

Wärme und Helligkeit bleiben über Mittag für ein bis zwei Stunden auf dem Maximum, und bei vielen Menschen stellt sich eine leichte Müdigkeit ein. »Nach dem Essen sollst du ruhen oder tausend Schritte tun!« Hier sind sich die verschiedenen Kulturen offensichtlich nicht ganz einig, was die angemessene Tätigkeit nach der Nahrungsaufnahme ist. Während in den südlichen Ländern meist die Siesta, also eine ausgiebige Ruhepause nach dem Mittagessen, eingehalten wird, ist in der ayurvedischen Medizin nicht vorgesehen, dass man nach dem

Essen ein Schläfchen machen sollte, da dies die Verdauungsorgane an ihrer Tätigkeit hindern soll. Zumindest anstrengende Tätigkeiten wie Laufen sollte man nach dem Essen allerdings meiden, gegen einen Spaziergang ist aber sicher nichts einzuwenden. In der Zeit der Verdauung soll im besten Fall der Vagusnerv aktiv werden, der durch anstrengende Tätigkeiten sofort unterdrückt würde.

In südlichen Ländern hat sich eingebürgert, dass sich die Menschen in der heißesten Tageszeit zurückziehen, die Geschäfte geschlossen werden und das Leben eine kurze Pause macht, bevor es am frühen Abend wieder zu pulsieren beginnt. Auch im gestressten Arbeitsalltag des heutigen Lebens hat sich eine Mittagspause gut bewährt. Falls Sie mittags sehr müde sind und tatsächlich ein Mittagsschläfchen einlegen, sollten Sie dies jedoch nicht zu lange ausdehnen, da sonst Ihr Tagesrhythmus durcheinanderkommt. Auch die Menge des Mittagessens sollte in diesem Fall knapp gehalten werden. Wenn Sie viel gegessen haben und sich nach dem Essen hinlegen, kann nämlich Sodbrennen auftreten, das durch ein Zurückströmen von Magensaft aus dem gefüllten Magen entsteht. 15 bis 25 Minuten Schlafdauer sollte ausreichen. Lassen Sie sich wecken oder stellen Sie einen Wecker.

Die goldenen Stunden

Ab drei Uhr nachmittags beginnt sich ein sehr schönes Licht zu entwickeln, das der Stunde vor Sonnenuntergang den Namen »goldene Stunde« eingebracht hat – von Fotografen sehr geschätzt. Wenn Sie gern fotografieren, ist dies eine wunderbare Zeit, um schöne Landschaftsaufnahmen oder Porträts zu machen. In dem goldenen Licht der Abendsonne gewinnen alle

Objekte eine übernatürliche Schönheit, die auch im fotografischen Abbild ihren Niederschlag findet. Es gibt eigene Apps, die Ihnen für jeden Ort der Welt und jede Jahreszeit die goldene Stunde anzeigen.

Der Nachmittag ist bei den meisten Menschen wieder eine sehr produktive Zeit, die eine andere Qualität als die des Vormittags aufweist. Die Aufbruchsstimmung, die Sie vielleicht am Morgen noch empfunden haben, ist nun nicht mehr so stark, dafür bemerken Sie vielleicht einen besseren Überblick über das, was zu tun ist, und das, was Sie schon geleistet haben. Nutzen Sie die Zeit für kreative und erfüllte Arbeit, aber vergessen Sie nicht die Pausengestaltung, die wir zum Vormittag detailliert besprochen haben. Wieder werden Sie bemerken, dass Sie Ihre Kräfte viel fokussierter einsetzen können, wenn Sie rhythmisch vorgehen und alle eineinhalb Stunden auf die Pause hinarbeiten.

Die Sonne geht unter

Der Sonnenuntergang ist eine Zeit, die wehmütige Gefühle entstehen lassen kann. Unbewusst blicken wir auf den vergangenen Tag zurück und wissen, dass wir Abschied von ihm nehmen müssen. Es ist ein kleiner Ausblick auf den großen Abschied am Ende unseres Lebens.

Im Frühjahr kann das Vogelkonzert nochmals einsetzen. Dann verstummt der Gesang allmählich, die meisten Vögel haben ihr Nachtquartier bereits aufgesucht, nachdem sie kurz an einer Wasserstelle noch etwas Flüssigkeit aufgenommen haben. Nachtvögel beginnen nun, ihre Lock- oder Revierrufe auszustoßen, im Sommer kann ein Grillen- oder Heuschreckenkonzert einsetzen, im Winter herrscht Stille in der Natur.

Da unser Verdauungstrakt nicht dafür gebaut ist, in der Nacht schwer zu arbeiten, sollten wir, nicht zu spät, nur ein leichtes Abendessen zu uns nehmen. Die ideale Zeit dafür wäre zwischen 17 und 19 Uhr. Damit geben wir dem Verdauungstrakt einige Stunden Zeit, das Essen so aufzubereiten, dass es in der Nacht den Schlaf nicht stört. Es gibt einige Lebensmittel, die Melatonin enthalten, sodass man hier auf natürlichem Weg den Schlaf unterstützen kann. Auch die Vorstufe des Melatonins, das Serotonin, ist nützlich, da es von der Zirbeldrüse in der Nacht in Melatonin verwandelt wird. Melatoninhaltige oder -stimulierende Lebensmittel sind zum Beispiel Ananas, Bananen, Orangen, Tomaten, Hafer, Gerste und Reis. Kombiniert mit mikrobiomstimulierenden Lebensmitteln (siehe Seite 191 f.) kann man ein schlaf- und gesundheitsförderndes leichtes Abendessen zusammenstellen.

Basis könnte zum Beispiel ein wohlschmeckender Gewürzreis aus Natur-Basmatireis mit Kurkuma, Kardamon und Koriander sein, zu dem verschiedene Beilagen wie frisch gekeimte Sprossen, Gemüse und Frischkäse kommen. Oder ein Salat bestehend aus Chicorée, Mandarinen, Äpfeln, Avocados, Feldsalat und Walnüssen, abgeschmeckt mit Apfelessig, Kräutersalz und Weintraubensaft sowie einem Schuss frischem Leinöl (Rezepte finden Sie ab Seite 193–196 bei den Ressourcen). Dass möglichst alles aus biologischem Anbau kommen sollte, muss ich Ihnen nun nicht mehr sagen.

Wenn es mit dem Einschlafen dann noch immer nicht klappt, helfen ätherische Öle wie Lavendel, Melisse und Rose, jeweils ein bis zwei Tropfen auf ein Taschentuch getropft und neben das Kopfkissen gelegt. Aromatherapie wirkt nicht nur über die Nase: Man hat vor kurzer Zeit auch in anderen Körperzellen Geruchssensoren festgestellt, ein Hinweis, dass offensichtlich viele Zellen über Gerüche beeinflussbar sind. Lavendelöl hat nachgewiesenermaßen eine beruhigende Wirkung und fördert das Einschlafen, ebenso wie Melissenöl. Rosenöl wurde in Studien genutzt, die die Ausbildung des Langzeitgedächtnisses während des Schlafs untersuchten, und hatte dabei eine gedächtnisstärkende Wirkung.

Auch die gute alte warme Milch mit einem Teelöffel Honig ist inzwischen in einer wissenschaftlichen Studie untersucht worden und, ja, sie fördert das Einschlafen. Wenn Sie zu diesem Hausmittel greifen, sollten Sie danach unbedingt die Zähne putzen, da auch Honig, wie anderer Zucker, zu Karies führen kann.

Der Nachtschlaf

Die Nacht bricht herein, früher war diese Zeit mit großen Gefahren für die Menschen verbunden, da viele Raubtiere in diesen Stunden auf Beutesuche gehen. Der frühe Mensch hat nun ein Feuer entfacht, das ihn vor Gefahren schützte und Geselligkeit ermöglichte. Am Feuer wurden Tagesereignisse besprochen, Geschichten und Ereignisse aus dem Leben berichtet. Es war die Stunde der Märchenerzähler, in der die Mythen und Märchen und auch die großen Epen der Geschichte mündlich weitergegeben wurden, lange bevor sie schriftlich aufgezeichnet werden konnten.

Mit dem Erlöschen des Feuers bricht endgültig Dunkelheit herein. Je nach Mondphase dominiert das Mondlicht oder fast völlige Dunkelheit, die Nacht schmückt sich mit dem glitzernden Funkeln der Sterne. Das majestätische Himmelszelt spannt sich auf, der im Freien schlafende Mensch begnügt sich nicht mit einem Drei-, Vier-, Fünf- oder Sechs-Sterne-Hotel, es ist ein Tausend-Sterne-Hotel, das er nun bewohnt.

In traditionellen Kulturen wird das Erlöschen des Feuers und der Beginn der Schlafenszeit etwa um 21 bis 23 Uhr stattgefunden haben, je nach Jahreszeit. Den »Schlaf vor Mitternacht« hat man früher für besonders wichtig gehalten, und auch neue Forschungsergebnisse sprechen dafür, dass die ersten beiden Stunden des Schlafs eine besondere Bedeutung für unsere Gesundheit haben, auch wenn dieser Schlaf heute erst nach Mitternacht stattfinden sollte.

In dieser Zeit, etwa 10 bis 60 Minuten nach dem Einschlafen, ist die Schlaftiefe beim gesunden Schlaf am größten. Gleich nach dem Einschlafen gleiten wir in einen Zustand der tiefen Bewusstlosigkeit. Vor allem im letzten Stadium der Kindheit, im Alter von 10 bis 11 Jahren, ist die Schlaftiefe in dieser Zeit so groß, dass der bekannte Schlafforscher William Dement in seinem Buch *Der Schlaf und unsere Gesundheit* meinte, dies sei wohl der tiefste Schlaf, den man überhaupt beobachten kann. Kindliche Schläfer in diesem Stadium sind praktisch nicht zu wecken. Obwohl wir nur bis etwa zum 18. Lebensjahr in die Länge wachsen, wird in dieser ersten Tiefschlafphase ein Wachstumshormon ausgeschüttet, das dem Körper hilft, beschädigtes Gewebe neu aufzubauen. Auch die Vermehrung der Zellen des Immunsystems wird dadurch angeregt, sodass diese ihre Haupttätigkeit in dieser Zeit entfalten. Eingedrungene fremde Zellen, aber auch Krebszellen des eigenen Körpers werden in dieser ersten Schlafphase vom Immunsystem unter anderem mit reaktiven Sauerstoffmolekülen angegriffen und zerstört. Dabei verbleibt etwas reaktiver radikaler Sauerstoff im Gewebe, der das Potenzial hat, auch gesunde körpereigene Zellen zu schädigen. Doch kurz nach dem Gipfel der Wachstumshormonausschüttung, etwa um 1 bis 3 Uhr morgens, erreicht die Melatoninausschüttung der Zirbeldrüse ihr Maximum. Wie wir schon gehört haben, ist das Melatonin das stärkste Mittel gegen Sauerstoffradikale, also gegen sogenannte Oxidantien. Das Melatonin beseitigt nun den überschüssigen radikalen Sauerstoff im Gewebe und macht ihn unschädlich. Man bezeichnet diese Fähigkeit, Sauerstoff unschädlich zu machen, als Antioxidation. Melatonin schützt uns so vor der Schädigung gesunder Zellen, wenn es zur richtigen Zeit, nämlich nach der Aktivierung des Immunsystems durch das Wachstumshormon, gebildet wird.

Gegen Morgen tritt ein drittes Hormon auf den Plan, das pulsierend ab etwa 4 Uhr von der Nebennierenrinde abgegeben wird. »Rinde« heißt lateinisch *cortex* und das in ihr gebildete Hormon Cortisol. Dieses Cortisol dämpft das Immunsystem und bereitet uns auf den Tag vor, der nun bald kommt. Wieder ist der Zeitablauf also von größter Bedeutung. Melatonin sollte nach, nicht vor dem Wachstumshormon gebildet werden, sonst stört es die Arbeit des Immunsystems, da es dann die Sauerstoffradikale zu früh beseitigt. Auch das Cortisol darf erst am *Ende* der Nacht gebildet werden, da das Immunsystem sonst lahmgelegt würde, noch bevor seine Wirkung eintritt. Nimmt man nun am Abend ein Cortisolpräparat, so kann genau dieses Problem auftauchen: Das Immunsystem wird zur falschen Zeit geschwächt. Tatsächlich haben chronobiologisch richtig eingesetzte Cortisolpräparate wesentlich weniger unangenehme Nebenwirkungen als solche, die die zeitlichen Abläufe im Körper nicht berücksichtigen. Leider sind sie auch (noch) wesentlich teurer, da sie mit Substanzen umhüllt werden, die sich erst langsam im Organismus auflösen und das Cortisol, auch wenn es am Abend eingenommen wird, erst zur gewünschten Zeit freigeben, nämlich in den frühen Morgenstunden vor dem Erwachen.

Obwohl die Schlafforschung lange Zeit eine vernachlässigte Disziplin der Medizin war, ist in den letzten Jahren ein enormes Wissen über die Bedeutung des Schlafs für die menschliche Gesundheit gesammelt worden. Gesunder Schlaf stellt nicht nur unser Wohlbefinden und unsere Wachheit wieder her, er ist eine der essenziellen Voraussetzungen für ein langes und gesundes Leben. Sie können unser Lebensenergiekonto mit einem Sparbuch vergleichen: Wenn wir geboren werden, verfügen wir über ein gut gefülltes Konto, das uns ermöglicht, trotz aller Beschwerlichkeiten des Daseins weitgehend gesund zu bleiben und nach Erkrankungen immer wieder von selbst gesund zu werden. Tagsüber buchen wir von diesem Konto ab: Stress und Sorgen, emotionale Belastungen, körperliche Arbeit, das tägliche Leben – alles das benötigt Lebensenergie. Zum Glück gibt es den Schlaf! In dieser Zeit schafft es unser Körper, wieder auf das Lebenskonto zurückzubuchen und all das, was tagsüber an Verletzungen, kleinen Schäden, Stoffwechselendprodukten und Unordnung produziert wurde, wiedergutzumachen und weitgehend zu heilen. Das Immunsystem erzeugt auch während der Zeit, in der es aktiv ist, sogenannte Interleukine, die uns extrem müde machen und die Aufgabe haben, uns ruhigzustellen. Vielleicht haben Sie das auch schon bemerkt, wenn Sie eine Erkältung, eine andere Infektionskrankheit oder eine größere Verletzung hatten: Besonders die Zeiten, in denen Sie schlafen konnten, waren für den Regenerationsprozess von größter Bedeutung. Darum sollten Sie bei Erkältungen auch Ruhe halten und nicht mit dem Laptop oder dem Handy in der Hand Ihre Erholung stören.

Leider schafft es auch der beste Schlaf nicht ganz, alle Verletzungen wiedergutzumachen und unser Lebenskonto vollständig auszugleichen. Ein bisschen wird Nacht für Nacht weniger zurückgebucht, als tagsüber abgebucht wurde. Dadurch altern wir. Wer jedoch für guten Schlaf sorgt, hat bessere Chancen, lange zu leben und dabei gesund und jugendlich zu bleiben. Das Konto bleibt länger gefüllt beziehungsweise füllt sich nachts effektiver wieder auf.

Wenn das Lebenskonto weitgehend verbraucht ist, ist unsere Widerstandskraft gegenüber Infektionen oder Verletzungen stark verringert. Auch Blutgerinnsel oder Knochenbrüche können dann sehr leicht auftreten. Wir können dann vielleicht noch einige Jahre mithilfe der modernen Medizin überleben, aber jede kleinere Erkältung ist lebensbedrohlich, und irgendwann einmal ist die Widerstandskraft zu gering für die Belastungen, denen wir ausgesetzt sind. Das ist dann der Zeitpunkt, an dem das Ende unseres Lebens gekommen ist. Ich bin mir nicht sicher, ob wir alles daransetzen sollten, dieses Lebensende so lange wie möglich hinauszuschieben. Bereits heute wird ein Großteil der eingezahlten Krankenkassengelder jedes Einzelnen im *letzten* Lebensjahr verbraucht. Das heißt, wir sparen ein ganzes Leben lang, um dann ein letztes zusätzliches, vielleicht elendes Jahr zu verbringen. Was wir oft vergessen: Auch das Leben selbst ist ein Zyklus. Wir werden noch hören, welche Ähnlichkeiten es zwischen kleinen Kindern und ganz alten Menschen gibt.

Bleiben wir aber noch ein wenig bei der nächtlichen Ruhe. Kinder wachsen auch im Schlaf, und zwar nur im Schlaf. Die Zellteilung wurde von der Natur in den Bereich des Schlafs und der tiefsten Nacht verlegt, in eine Zeit, in der der Körper nicht beansprucht, sondern wiederhergestellt wird. Während der Teilung von Zellen sind diese besonders empfindlich gegenüber physikalischen und chemischen Störungen. Die Desoxyribonukleinsäuren, das sind die als DNA bekannten Träger der

Erbinformation im Zellkern, trennen sich in dieser Zeit, ihre elegante und platzsparende Eindrehung in mehrfachen Spiralen löst sich, sie ent-spiralisieren sich. Dadurch breiten sie sich in einem relativ großen Volumen der Zelle aus und sind chemisch und auch gegenüber Strahlung besonders empfindlich. Luftsauerstoff, den wir einatmen und der für uns lebensnotwendig ist, besteht aus zwei Sauerstoffatomen, O_2, die relativ stabil aneinandergebunden sind. Im menschlichen Organismus werden diese Sauerstoffatome mit dem Kohlenstoff der Nahrung zusammengeführt, um daraus Energie zu erzeugen. Es ist ein langsamer Verbrennungsprozess, bei dem auch CO_2 erzeugt und von der Lunge ausgeschieden wird. Dieses CO_2 ist Dünger für die Pflanzen, die es über die Blätter aufnehmen und daraus mithilfe des Sonnenlichts Glukose (aus dem Kohlenstoff des CO_2 und Wasser aus der Erde) und Sauerstoff machen, den sie wieder an die Außenluft abgeben. Ein wunderbarer Kreislauf, in dem wir die Pflanzen und die Pflanzen uns brauchen. Alles, was die Pflanzen aufbauen, machen sie aus dieser Glukose – Zellulose, Holz, Blattmaterial, ätherische Öle, Bitter- und Aromastoffe, Chlorophyll, Fette – alles aus Sonnenlicht, Wasser, Mineralien und der Atemluft der Tiere und des Menschen. Alle Tiere leben von dieser Arbeit der Pflanzen, und auch das Fleisch von Rindern, Hühnern oder Schweinen, ihre Milch und ihre Eier sind letztlich der Tätigkeit der Pflanzen geschuldet. Ebenso wie auch unser eigener Körper. Was wir daran sehr schön sehen können, ist die zyklische Natur der Lebensvorgänge, in der es keinen Anfang und kein Ende gibt, weil die Nahrung, die wir aus der Pflanzenwelt zu uns nehmen, letztlich als Atem wieder an die Pflanzenwelt abgegeben wird. Diese nutzt unsere Ausscheidungen zum Aufbau neuer Stoffe, die dann wiederum uns Menschen zugutekommen.

Ozon, chemisch ein *dreifaches* Sauerstoffmolekül O_3, ist eines der Sauerstoffradikale, die in der freien Natur für gute Luft sorgen, weil sie Bakterien und Viren abtöten, für uns Menschen aber in geringen Dosen anregend und erfrischend wirken. In höherer Konzentration kommt Ozon vor, wenn starkes UV-Licht auf die Luft einwirkt. Falls Sie noch eine Höhensonne benutzen oder ins Solarium gehen, kennen Sie vielleicht den stechenden Geruch der relativ hohen Ozonkonzentration, die vom UV-Licht erzeugt wird. Auch Sonnenlicht enthält ultraviolettes Licht und kann Ozon produzieren, wenn im Frühling die Atmosphäre besonders klar ist und der UV-Anteil des Lichts besonders hoch. Manchmal kann man auch das riechen.

Ultraviolettes Licht und die dadurch entstehenden Sauerstoffradikale können in der Zeit der Zellteilung großen Schaden im Zellkern anrichten. Radikale werden diese Moleküle deshalb genannt, weil sie eine oder mehrere freie Bindungsstellen und dadurch eine hohe Reaktionsfähigkeit besitzen, Verbindungen mit anderen Molekülen eingehen und damit die chemische Zusammensetzung verändern. Sie sind vergleichbar mit leicht alkoholisierten Junggesellen auf der Suche nach Partnerinnen. Sobald sie ein Molekül gefunden haben, das zu ihnen passt, reißen sie es aus seinem Verbund heraus und binden es an sich.

Auch von unserem Immunsystem werden Sauerstoffradikale bis hin zum sehr kurzlebigen O_8 (ein Molekül, das aus acht Sauerstoffatomen besteht) genutzt, um die Zellwände von eingedrungenen Bakterien oder eben Krebszellen zu zerstören und sie dadurch unschädlich zu machen. Das dürfte einer der Gründe sein, warum der Organismus Zellteilungen in der Nacht vornimmt, während des Schlafes, wenn kein Sonnenlicht mit UV-Anteil vorhanden ist. Erst mit der Einführung der elektrischen Quarzstrahler können wir UV auch in der Nacht, zum

Beispiel in Solarien erzeugen – und wir können seit der Einführung des elektrischen Lichts in der Nacht arbeiten und damit die Schlafenszeit verschieben. Wenn die Zellteilung aber tagsüber und vielleicht sogar im Sonnenlicht stattfindet, weil die inneren Uhren verschoben sind, so stellt dies eine Gefahr für die sich teilende Zelle dar. Durch die Sauerstoffradikale können Fehler im Zellkern verursacht werden, die dann zu einer Mutation führen. Man schätzt, dass etwa 20 aufeinanderfolgende Mutationen nötig sind, um aus einer normalen Zelle eine bösartige Krebszelle zu machen. Es ist zwar so, dass auch im gesunden Menschen dauernd Krebszellen entstehen, das Immunsystem wird mit diesen normalerweise aber leicht fertig. Erst bei einer zu hohen Mutationsrate oder bei einem geschwächten Immunsystem kann aus einer Krebszelle ein Tumor entstehen.

Man hat 2014 unter anderem untersucht, wie sich das Wachstum von Krebszellen verhält, wenn man mit Krebszellen geimpfte Versuchstiere normal schlafen lässt oder ihren Schlaf stört. Der Unterschied war so dramatisch, dass man gar keine Statistik brauchte, um die Auswirkungen der Schlafstörungen zu sehen. Bereits nach 28 Tagen war das Volumen des neu gewachsenen Tumors, wenn die Versuchstiere beim Schlafen gestört wurden, zwischen zwei- und viermal so groß als bei den normal schlafenden Tieren. Erstaunlich, dass die wenigsten onkologisch tätigen Ärzte ihre Krebspatienten auf die Wichtigkeit guten Schlafs aufmerksam machen und sie einer Schlafschule oder einem Rhythmustherapieprogramm zuweisen. Viele Krebspatienten zeigen tatsächlich bereits früh in ihrer Krankheitsgeschichte Schlafstörungen, die eigentlich mit Rhythmustherapie (Schlaf ist ja ein Teil des Tagesrhythmus) behandelt werden sollten. Leider haben sich solche Therapien in medizinischen Kreisen bislang sehr wenig herumgesprochen.

Wir werden noch konkrete Beispiele kennenlernen, wie eine solche Rhythmustherapie aussehen kann.

Nicht nur bei Krebserkrankungen ist es wichtig, eine möglichst hohe Schlafqualität zu erreichen. Menschen mit der einfachen Diagnose »Schlafstörung« zeigen nach einer Untersuchung, die die chronobiologische Arbeitsgruppe der Harvard Medical School 2011 im *JAMA*, dem Journal der amerikanischen Medical Association, publiziert hat, bereits eine massive Verstärkung verschiedenster Erkrankungen:

- doppelt so viele Depressionen,
- ein dreimal höheres Burnout-Risiko,
- viermal häufiger auftretendes Einschlafen am Steuer beim Nachhauseweg von der Arbeit,
- anderthalbmal mehr Magen-Darm-Erkrankungen,
- dreimal mehr Angsterkrankungen und
- einen zweimal schlechteren Gesamtgesundheitsstatus.

Das sind keine kleinen Effekte, und guter Schlaf müsste heute eigentlich eines der Ziele jeder ärztlichen Behandlung sein. Nun könnte man meinen, dass es reicht, einfach eines der verfügbaren pharmakologischen Schlafmittel zu verwenden, die von manchen Ärzten auch bereitwillig verschrieben werden. Sam Fleishman, damals Präsident der Akademie für Schlafmedizin, der höchstrangigen schlafmedizinischen Organisation der USA, hat diese Ansicht 2012 in der renommierten Zeitschrift *Nature* vertreten. Er schrieb in einem Kommentar, dass es angesichts der Bedeutung, die guter Schlaf für die Gesundheit hat, wichtig sei, dass Ärzte weniger Bedenken hätten, Schlafmittel zu verschreiben. Ich habe daraufhin vier der bekanntesten Schlafforscher angeschrieben, ob ihnen *irgendeine* Studie bekannt sei, die die guten Gesundheitswirkungen des Schlafs auch bei pharmakologischer Nachhilfe, also bei Schlaf durch Schlafmittel, beobachtet hätte. Von allen vier Forschern erhielt ich eine Absage: Es seien ihnen keine diesbezüglichen Studien bekannt. Perez Lavie, ein sehr bekannter israelischer Schlafforscher und heute Leiter des Technions, der renommiertesten technischen Hochschule in Israel, verwies mich auf Daniel Kripke, der viele Arbeiten über die Wirkungen und Nebenwirkungen von Schlafmitteln gesammelt hatte. Gemeinsam mit Daniel publizierten wir dann einen weiteren Kommentar in *Nature*, in dem Fleishmans Vorschläge durch klare Zahlen aus Studien widerlegt wurden: 50 Prozent Erhöhung der Krebsrate und Verdoppelung der Infektionsraten wurden bei chronischem Schlafmittelgebrauch in der wissenschaftlichen Literatur beobachtet. Bevor ich den Brief an *Nature* schrieb, versuchte ich auch, Sam Fleishman zu kontaktieren, um eine Stellungnahme von ihm zu unserem Kommentar zu erbitten. Doch er antwortete nicht auf meine E-Mail und auch nicht auf unseren Kommentar zu seiner Äußerung.

Da Schlaf ein Teil des Tagesrhythmus ist, kann man davon ausgehen, dass mit Rhythmustherapien, die die Schlafqualität nachgewiesenermaßen verbessern, auch der Verlauf vieler Erkrankungen verbessert werden kann, ohne die bedenklichen Nebenwirkungen pharmakologischer Schlafmittel.

Schlechter Schlaf wirkt sich aber natürlich auch auf unsere Stimmung, Aufmerksamkeit und Wachheit aus: Führungskräfte machen nachgewiesenermaßen 43 Prozent mehr administrative Fehler, Arbeiter erleiden bis zu 22 Prozent mehr Unfälle, und auch die emotionale Kontrolle ist vermindert, wenn jemand über längere Zeit Schlafstörungen hat. Schlechte Stimmung und viele Konflikte in Firmen können vermieden werden, wenn Schlafstörungen auf natürlichem Weg, wie zum Beispiel durch Rhythmustherapie, Resilienztraining oder Atemtherapie, bearbeitet werden. Dazu wäre zunächst die Einsicht notwendig, wie wichtig Schlaf für unsere Gesundheit ist und wodurch wir zu gutem Schlaf beitragen können. Anregungen dazu finden Sie im dritten Teil dieses Buches.

Exkurs: Die Schule beginnt zu früh

Viele unserer heutigen Einrichtungen stammen noch aus einer Zeit, als in Österreich und Deutschland Kaiser regierten und ein Beamtenstaat sich bemühte, den alternden Kaisern das Leben angenehm zu gestalten. Vom österreichischen Kaiser war bekannt, dass er in späteren Lebensjahren ein extremer Frühaufsteher war und aus diesem Grund auch die Beamten sehr früh zur Arbeit eilen mussten. Auch die Unterrichtszeiten unserer Schulen stammen offensichtlich noch aus diesen Zeiten. Da viele Schüler heute Anzeichen von großer Müdigkeit im Schulunterricht zeigen, wurde ich von mehreren Schulen in Österreich, der Schweiz und Deutschland gebeten, mit ihnen gemeinsam eine sinnvolle Einteilung des Rhythmus von Schulbeginn und Pausen zu entwickeln. Tatsächlich stellte sich heraus, dass die Schüler unter dem frühen Schulbeginn litten und keine Zeit für und auch keinen Hunger auf ein gutes Frühstück hatten.

Studien mit späterem Schulbeginn

In vielen schlafmedizinischen Büchern sind Kurven dargestellt, die zeigen, wie es um den Schlafbedarf von Kleinkindern, Kindern, Jugendlichen und Erwachsenen bestellt ist. Dabei zeigt sich meist eine Delle in der Kurve, die ab dem sechsten Lebensjahr einen um fast eine Stunde verringerten Schlafbedarf der Kinder anzeigt. Bald dämmerte mir, dass diese Delle keine physiologische ist, sondern eine, die durch den frühen Schulbeginn verursacht wird.

Der Münchner Chronobiologe Till Rönneberg hatte zusätzlich eine spannende Studie veröffentlicht, die zeigte, das kleine Kinder zwar eher Morgenmenschen sind, aber als Jugendliche bis zum 20. Lebensjahr extreme Abendmenschen werden. Fügte man die beiden Informationen des Schlafbedarfs und der Veränderung des Chronotypus zusammen, so stellte sich heraus, dass ein Schulbeginn von 7:50 Uhr oder 8:00 Uhr für alle Kinder und Jugendlichen zu früh ist und dass Schule frühestens um 8:30 Uhr beginnen sollte. Schulen in Klagenfurt, Basel, Freiburg und Berlin haben aufgrund dieser Erkenntnisse ihren Schulbeginn umgestellt.

Auch die von manchen Kreisen geforderte Verlängerung der Dauer von Schulstunden von 45 Minuten auf 60 Minuten hielt der chronobiologischen Überprüfung nicht stand. 45 Minuten für Mathematik oder Englischunterricht oder das Doppelte davon, eineinhalb bei bewegungsbetontem oder künstlerischem Unterricht, sind offensichtlich ein vernünftiges Maß für die Dauer einer Schulstunde, da sie den natürlichen Rhythmus des basalen Ruhe- und Aktivitätszyklus von eineinhalb Stunden aufgreifen und Gelegenheit geben, im Anschluss an die Schulstunde eine Pause zu machen, in der sich das Gelernte setzen kann. So lässt sich einhalten, dass Arbeit und Pause zusammen zwei Stunden (oder die Hälfte davon, also eine Stunde) nicht überschreiten sollten.

Diese Schulen, die nun erst 8:30 Uhr starteten, richteten für Schüler, deren Eltern früher zur Arbeit mussten, eine Auffangklasse ein, in der die Kinder ohne Leistungsdruck und in Ruhe auf den Beginn der Schule warten konnten. Diese Auffangklasse leerte sich allerdings zusehends, da die meisten Eltern es innerhalb eines Jahres schafften, ihre eigene Arbeitszeit umzustellen und sich der Schulzeit der Kinder anzupassen, was auch der Schlafdauer der Eltern zugutekam.

Das Ergebnis der Umstellung, die auch eine Rhythmisierung des Unterrichts in 1,5-Stunden- und 45-Minuten-Einheiten mit jeweils Pausen dazwischen beinhaltete, war ähnlich dem einer große Studie, die zu diesem Thema in Minnesota von der Pädagogin Kyhla Wahlstrom im Jahr 2002 durchgeführt wurde: Die Schüler waren, insbesondere in den ersten Schulstunden, signifikant ruhiger und besser konzentriert. Entgegen den Befürchtungen der Eltern gingen die Kinder trotz späteren Schulbeginns nicht später ins Bett, hatten also mehr Zeit zum Schlafen. Eltern und LehrerInnen berichteten, dass sie nun auch mehr Zeit für das Frühstück hätten. In allen Gruppen war nach einer anfänglichen Unsicherheit die Zufriedenheit so groß, dass bald alle Klassen der betroffenen Schulen umgestellt wurden. Heute gibt es sogar Lehrer, die sich aufgrund des späteren Schulbeginns um eine Stelle an genau diesen Schulen bewerben.

Insbesondere die Information, dass besser ausgeschlafene Schüler ruhiger werden, ließ mich nachdenklich werden. Es gibt ja heute immer mehr Kinder mit Aufmerksamkeitsdefizit-Hyperaktivitätsstörung (ADHS), die nicht ruhig sitzen können und für die Schulklassen wie für die Lehrer eine große Belastung darstellen. Normalerweise würde man annehmen, dass Kinder, die übermüdet sind, ruhiger werden und dann im Unterricht einschlafen. Tatsächlich kann man jedoch auch am Abend beobachten, dass unausgeschlafene Kinder unruhig sind. Eine heute leider sehr verbreitete Behandlungsform für ADHS ist das Medikament Ritalin, dessen Wirkstoff nahe verwandt mit dem im Kaffee wirksamen Koffein ist. Ritalin hat eine stimulierende, aufweckende Wirkung und macht – paradoxerweise – ADHS-Kinder ruhiger. Könnte es sein, dass einige dieser mit ADHS diagnostizierten Kinder einfach zu wenig Schlaf bekommen?

Schluss mit Kinderarbeit!

Mehr von den Eltern als aus der Lehrerschaft wurde bei Veranstaltungen unserer Schulprojekte die Besorgnis geäußert, ob die Kinder und Jugendlichen denn den umfangreichen Stoff, den sie bewältigen sollten, auch in weniger Zeit durcharbeiten könnten, da die Nettounterrichtszeit durch die Pausengestaltung etwas verkürzt wurde. Ich habe dazu eine ziemlich klare Meinung und sagte sie auch den Eltern: Wir sind heute sehr sensibilisiert auf Kinderarbeit in Indien oder Afrika, bemerken aber die Arbeit, die von unseren eigenen Kindern in den Schulen geleistet wird, nicht wirklich. Viele Kinder arbeiten, Schule und Hausaufgaben zusammengenommen, bis zu oder sogar mehr als 40 Stunden pro Woche. Wo bleibt da noch Zeit für das Kindsein?

Aus meiner Sicht sind Kinder heute vielfach überlastet, und wir sollten einiges unternehmen, um den Lehrstoff schlanker zu machen und unsere Kinder und Jugendlichen nicht zu früh zu überfordern. Viel wichtiger als die Menge des Gelernten ist ohnehin, ob den Kindern Interesse an den Lehrstoffen vermittelt wird. Hier gilt ein Zitat von Saint-Exupérie aus *Die Stadt in der Wüste*: »Wenn du ein Schiff bauen willst, dann trommle nicht Männer zusammen, um Holz zu beschaffen, Aufgaben zu vergeben und die Arbeit einzuteilen, sondern lehre die Männer die Sehnsucht nach dem weiten, endlosen Meer.«

Kinder, denen Interesse vermittelt wurde, braucht man nicht zum Lernen antreiben, sie lernen ganz von allein. Pädagogen, die dieses Interesse und die Leidenschaft in ihren Schülern wecken können, sind die besten Lehrer, die wir unseren Kindern wünschen können.

Neurophysiologische Studien haben auch gezeigt, dass Kinder nur dann als Erwachsene exzellente geistige Leistungen erbringen können, wenn ihr Gehirn nicht zu früh mit entsprechenden Leistungsvorgaben belastet wurde. Lernen Kinder zum Beispiel zu früh Mathematik, so wird offensichtlich ein Teil des Gehirns für Mathematik trainiert, der dafür von Natur aus nicht vorgesehen war. Das bedingt, dass mathematische Aufgaben von diesem Gehirnareal nicht so gut gelöst werden können, wie von dem ursprünglich dafür angelegten. Kinder mit einer langsameren Entwicklung der Gehirnrinde zeigten, als sie als 17-Jährige Intelligenztests durchführten, in der in der Zeitschrift »Nature« von Philip Shaw und seinen Mitarbeitern 2006 veröffentlichten Studie wesentlich bessere Ergebnisse. Auch hier gilt es also, den Kindern und Jugendlichen Zeit zu lassen und Geduld zu haben für Fähigkeiten und Interessen, die sich zur richtigen Zeit melden werden. Das ist angewandte Chronobiologie, und es wäre sehr sinnvoll, wenn Pädagogen und Ministerien Chronobiologen in die Gestaltung des Schulunterrichts miteinbezögen.

Wochenrhythmus

Haben Sie schon einmal überlegt, warum eine Woche gerade sieben Tage dauert und nicht acht oder sechs? Natürlich gibt es da den Hinweis in der Genesis, dass die Schöpfung sechs Tage gebraucht und Gott am siebenten geruht hat, aber zum Zeitpunkt, als die Genesis aufgeschrieben wurde, war die Sieben-Tage-Woche bereits Teil des Lebens der damaligen Juden, und das hebräische und auch arabische Wort für »Woche« hatte schon den gleichen Wortstamm wie das für die Sieben.

Wahrscheinlich stammt die Sieben-Tage-Woche aus der Zeit des Mondkalenders und ist ein Viertel eines vollständigen Mondzyklus von 28 Tagen. Jede Woche hat dann etwa die gleiche Zeitdauer wie eine der vier Mondphasen: zunehmender Mond bis zum Halbmond, zunehmender Mond bis zum Vollmond, abnehmender Mond bis zum Halbmond und abnehmender Mond bis zum Neumond.

Interessanterweise hat man im Rahmen chronobiologischer Untersuchungen entdeckt, dass eine Reihe von Körperparametern im Rahmen von Heilungs- und Regenerationsvorgängen eine sogenannte zirkaseptane Rhythmik zeigt, also in Sieben-Tages-Rhythmen stattfindet. So klingt Scharlachfieber bei Kindern in einem siebentägigen Rhythmus ab, nach dem ersten Fiebergipfel kommt es zunächst zu einer Abnahme der Körpertemperatur, aber nach sieben Tagen steigt sie wieder leicht, um dann wieder abzufallen und nach 14 Tagen wieder leicht anzusteigen. Diese zirkaseptane Rhythmik ist bei einem ungestörten Heilungsverlauf zu beobachten und mit hoher Wahrscheinlichkeit ein körpereigener Rhythmus, der Regeneration und Heilungsvorgänge begleitet. Zirkaseptane Rhythmen hat man auch beim Heilungsverlauf nach dem Zähneziehen gefunden. Die Schwellung der Wange klingt zunächst ab, nach einer Woche schwillt sie wieder leicht an, ebenso nach 14 Tagen. Nach drei Wochen sind solche Heilungsvorgänge in der Regel abgeschlossen.

Sogar bei Organtransplantationen hat man festgestellt, dass der siebente, 14. und 21. Tag nach der Transplantation besonders gefährlich in Bezug auf Abstoßungsreaktionen ist. Sehr riskant ist es auch für Ärzte, wenn sie solche kritischen Perioden nicht kennen und zu früh mit dem vermeintlichen Erfolg an die Öffentlichkeit gehen. So geschehen in einer österreichischen Universitätsklinik, wo am sechsten Tag nach einer besonderen Transplantation mit viel Beifall die Pressekonferenz stattfand – am siebenten Tag verstarb dann leider der Patient. In solchen Siebentagesrhythmen meldet sich offensichtlich unser Immunsystem, das ja ein fremdes Organ akzeptieren soll und aus diesem Grund medikamentös unterdrückt wird.

Sogar im Zahnschmelz hat man vor einigen Jahren Wachstumsringe gefunden, die bereits vor der Geburt entstehen und einen etwa siebentägigen Rhythmus zeigen. Die Zellen, die den Zahnschmelz bilden, teilen sich einmal täglich – wie wir schon gehört haben: in der Nacht – und bilden feine Linien aus, die etwa alle sieben, manchmal auch sechs oder acht Tage, deutlich breiter und dann wieder schmaler werden.

Obwohl bei den Ägyptern eine Zehn-Tage-Zählung üblich war und im römischen Reich bis zu Julius Cäsar eine Acht-Tage-Woche, hat sich heute die Sieben-Tage-Woche weltweit durchgesetzt. In der neueren Geschichte gab es Versuche, Fünf-Tage-Wochen (in der russischen Revolution) oder Zehn-Tage-Wochen (in der französischen Revolution) einzuführen. Diese

Zeitverstellungen haben sich einige Jahre gehalten, dann sind die Menschen wieder zum Sieben-Tage-Rhythmus zurückgekehrt. Er scheint uns besser vertraut zu sein.

Auch den Wochenrhythmus kann man sehr gut nutzen, wenn man sich energielos fühlt oder zu wenig auf den eigenen Tagesrhythmus geachtet hat. Ich muss gestehen, dass mir der Wochenrhythmus in sehr anstrengenden Zeiten wichtiger war als der Tagesrhythmus, der dann oftmals nur sehr schwer einzuhalten war. Doch das Wochenende hat mir sehr geholfen, meine Lebensenergie wiederzufinden und meine Gesundheit zu bewahren. Mindestens ein Tag pro Woche, zum Beispiel der Sonntag, sollte deutlich anders gestaltet werden als der Normalarbeitstag. Besser ist es natürlich, an zwei Tagen zu pausieren oder am Samstag zumindest nur die Hausarbeiten zu erledigen, die nichts mit dem Beruf zu tun haben, aber die Erholung am Sonntag stören würden. Am Erholungstag sollte wirklich Zeit für Partnerschaft, Familie und sich selbst sein und auch Besuche, außer von nächsten und lieben Verwandten und engen Freunden, sollten vermieden werden. Das Handy bleibt abgeschaltet, Gespräche und Freizeitbeschäftigungen wie Lesen, Musik oder Kunsthandwerk werden gepflegt. Wenn Sie Zugang zu einer Sauna haben, können Sie auch einen Wellnessnachmittag einlegen und zwischen den Aufgüssen ein schon lange auf der Wunschliste stehendes Buch lesen. Gemütliche Berg- und Waldwanderungen sowie ein Aufenthalt an einem See im Sommer sind natürlich am Erholungstag ebenfalls nicht nur erlaubt, sondern willkommen.

Wenn Sie am Wochenende unbedingt etwas Berufliches tun müssen, so schränken Sie die Zeit auf gut strukturierte Stunden ein, die Ihnen erlauben, trotzdem ein wenig auszuspannen und die restliche Zeit des Wochenendes für Erholung zu nutzen.

Ein bis zwei berufliche Stunden schaden auch am Wochenende nicht, wenn sie nicht den ganzen Tagesablauf dominieren, sondern vielleicht an den Anfang oder das Ende des Tages gelegt werden.

Gehen Sie auch am Wochenende nicht zu spät schlafen und stehen Sie nicht zu spät auf. Überlanger Schlaf ist nicht mehr erholsam und sollte durch strukturierten Kurzschlaf ersetzt werden. Das heißt: Wenn Sie sehr müde sind, nehmen Sie sich 15 Minuten Zeit für ein Nickerchen und lassen Sie sich danach wecken oder stellen sich den Wecker. Das können Sie auch mehrmals am Tag machen, es ist wesentlich erholsamer als das In-den-Tag-hineinschlafen und um 11 Uhr aufstehen. In diesem Fall ist der Tag praktisch gelaufen. Sie werden nicht mehr richtig munter und können am Abend auch nicht gut einschlafen.

Monatsrhythmus

Auch die Gliederung des Jahres nach Monaten kommt ursprünglich aus dem Mondkalender, der in vielen Kulturen schon vor dem heute üblichen Sonnenkalender verwendet wurde. Der »synodische« Zyklus des Mondes: zunehmender Mond, Vollmond, abnehmender Mond, Neumond, wurde wahrscheinlich von allen Völkern beobachtet und kalendarisch genutzt. Der etwa 28 Tage dauernde Mondumlauf um die Erde ist kein ganzzahliger Teiler des 365-tägigen Umlaufes der Erde um die Sonne, sodass sich beim Mondkalender die Termine jedes Jahr gegenüber dem Sonnenjahr um einige Tage verschieben. Zu Ostern können wir dies beobachten, denn der Ostersonntag ist als erster Sonntag nach dem ersten Frühlingsvollmond angesetzt. Der Frühling ist eine Periode des Sonnenjahres, der Vollmond ein Zeitpunkt des Mondumlaufes. Zu Ostern treffen sich beide Termine, und durch die Wahl des Frühlingsvollmondes wird verhindert, dass Ostern langsam, aber sicher durch das ganze Jahr driftet. Beim Ramadan, dem islamischen Fastenmonat, hat man das Sonnenjahr nicht berücksichtigt und ist ganz beim alten Mondjahr geblieben, sodass der Ramadan jedes Jahr zu einer anderen Zeit des Jahres stattfindet.

2015, im Juni, dem Monat mit der längsten Tageslänge im Jahr, drehte der Fernsehjournalist Kurt Langbein mit mir für den ORF einen Film über biologische Rhythmen und Chronomedizin. Für meine Begriffe mitten in der Nacht – um 4.30 Uhr morgens (Sie merken, ich bin kein Morgenmensch) – standen wir mit dem Filmteam am Schlossberg von Graz und warteten auf den Sonnenaufgang. Es war Vollmond an diesem Tag, und der Kameramann beeilte sich, noch eine eindrucksvolle Aufnahme vom untergehenden Vollmond am westlichen Horizont zu drehen. Kaum war der Vollmond untergegangen, ging am östlichen Horizont der riesige Ball der Sonne auf. Obwohl ich es theoretisch gewusst hatte, wurde mir bewusst, wie schön einmal monatlich dieser Stimmungswechsel von untergehendem Vollmond und aufgehender Sonne ist. Wussten Sie übrigens, dass zur Vollmondzeit der Mond am weitesten von der Sonne entfernt ist? Die Sonne strahlt ihm, vorbei an der Erde, mitten ins Gesicht. Beim Neumond können wir den Mond am Himmel nicht sehen, weil er ganz nahe bei der Sonne steht, sie leuchtet ihm quasi über die Schulter. Wenn der Mond genau vor der Sonne steht, so deckt er das Sonnenlicht ab, und wir erleben das als Sonnenfinsternis. Eine Sonnenfinsternis kann also nur bei Neumond, niemals bei Vollmond auftreten. Umgekehrt tritt bei der Mondfinsternis die Erde genau in den Strahlengang des

Sonnenlichts zum Mond. Mondfinsternis ist also nur zum Zeitpunkt des Vollmondes möglich.

Was hat nun dieser faszinierende Himmelskörper mit unserer Biologie zu tun? Viele Mediziner lachen oder machen sich lustig über Menschen, die an die Wirkung des Mondes auf die menschliche Biologie oder auf den Schlaf glauben. Meeresbiologen haben allerdings festgestellt, dass eine große Zahl von Meerestieren insbesondere ihre Vermehrungszyklen auf den Mond ausgerichtet haben. Ein berühmtes Beispiel ist der Palolowurm, der in der Südsee an den Küsten der Samoa- und Fidschi-Inseln in etwa 20 Metern Meerestiefe lebt. Nur an zwei bis drei Nächten des Jahres kommt er, dafür in Massen, an die Meeresoberfläche: dann, wenn das letzte Mondviertel im Frühjahr vor dem Vollmond ist (Aha! Ostern auf den Samoas). Die Inselbewohner warten dann schon in Booten auf das Auftauchen der Palolowürmer, die als besondere Delikatesse gelten und roh gegessen werden, wie in Frankreich die Austern, oder am nächsten Tag frittiert. Der Palolowurm kommt an die Meeresoberfläche, um sich zu vermehren – und es sind tatsächlich nur die jeweiligen abgelösten Hinterteile der Männchen und Weibchen, die sich an der Meeresoberfläche treffen, die Vorderteile bleiben in der Tiefe und bilden wieder neue Hinterteile aus. Woher die Würmer in 20 Metern Tiefe wissen, dass gerade Vollmond ist und noch dazu der erste Frühlingsvollmond im Jahr, ist wissenschaftlich noch nicht erforscht. Mondlicht ist auch bei Vollmond durch die Trübe des Wassers in 20 Metern Tiefe nur sehr, sehr schwach.

Auch viele andere Meeresorganismen wie Schildkröten, Fische oder Plankton halten sich bei der Vermehrung an den Mond. Es werden dabei die Gezeiten, der synodische Mondzyklus, also Vollmond und Neumond, und auch andere mondbezogene Zyklen genutzt, meist als Zeitgeber.

Da unsere frühen Vorfahren, und ich meine jetzt wirklich unsere ganz frühen, mit hoher Wahrscheinlichkeit im Meer gelebt haben, wäre es höchst erstaunlich, wenn der menschliche Organismus den Mondzyklus gar nicht mehr in sich tragen würde. Tatsächlich dürfte sich ja der Menstruationszyklus mit seiner Dauer von etwa 28 Tagen mit großer Wahrscheinlichkeit an den Mondzyklus angelehnt haben. »Monat« (lat. *mensis*) und »Menstruation« haben auch den gleichen Wortursprung. Heute lässt sich dies bei Städterinnen und unter dem Einfluss der »Pille«, die den Menstruationszyklus künstlich steuert, nicht mehr eindeutig nachweisen. Die meisten Studien finden keinen eindeutigen Zusammenhang zwischen Menstruationszyklus und Mondzyklus, da auch der Menstruationszyklus nur *im Mittel* 28 Tage dauert, im Einzelfall aber schwanken kann.

Unser Institut hat unter anderem eine eher psychologisch ausgerichtete Studie durchgeführt, in der eine Mitarbeiterin, die auch beim ORF-Nottelefon arbeitete, Tausende von Daten in Bezug auf die Mondabhängigkeit untersuchte: Anzahl der Anrufe, Themen der Anrufe, Aggressionsintensität, Scherzanrufe. Obwohl wir alle bekannten Zyklen des Mondes verglichen, konnten wir keine wesentlich über dem Zufall liegenden Zusammenhänge finden.

Interessanterweise gibt es Studien aus den 50er-Jahren des 20. Jahrhunderts, in denen noch Zusammenhänge der Mondzyklen mit der menschlichen Physiologie festgestellt werden konnten: So konnte die Abhängigkeit der Harnstoffausscheidung in der Niere von der jeweiligen Mondphase gezeigt werden. Auch die Farbwahrnehmung des Auges änderte sich zwischen stärkerer Rot- und stärkerer Blauempfindlichkeit im Laufe des synodischen Mondzyklus, ein Befund, der später auch bei Fischen bestätigt wurde.

Vielleicht hängt es mit unserem heutigen Lebensstil zusammen, dass der Menstruationszyklus und andere Rhythmen vom Mond entkoppelt sind. Dazu müsste man vergleichend Menschen untersuchen, die noch in der Natur leben und kein elektrisches Licht nutzen. Die Lichter der Großstadt haben jedenfalls dazu beigetragen, unser Bewusstsein vom Kosmos zu verringern. Viele Großstadtbewohner haben noch nie in ihrem Leben die Milchstraße gesehen, weil die Lichtverschmutzung (das Streulicht oberhalb von Städten) alle Sterne mit Ausnahme der lichtstärksten unsichtbar macht. Wenige Menschen können heute auf Anhieb sagen, welche Mondphase gerade ist.

Kein Grund zum Lachen also, liebe Ärzte, wenn jemand an die Wirkung des Mondes glaubt, eher ein Grund zum Weinen, dass wir heute so weit von der Natur entfernt sind, dass der Mond keine nachweisbare Wirkung mehr auf uns hat.

Wenn Sie die lunare Seite Ihrer menschlichen Natur wiederbeleben und an alte Naturrhythmen anknüpfen wollen, sollten Sie mehr Augenmerk auf den Mond legen. Beobachten Sie bewusst, wann Vollmond und wann Neumond ist und schreiben Sie Ihre Stimmung und Ihr Wohlbefinden zu den verschiedenen Phasen auf. Beobachten Sie als Frau, wann Ihre Menstruation in Relation zu den Mondphasen auftritt und ob sich dies ändert oder gleich bleibt. Tragen Sie dazu die Dauer der Menstruation im Terminkalender ein. Frauengruppen, die sich mit diesem Thema auseinandergesetzt haben, beschreiben auch eine erfolgreiche Resynchronisation des Menstruationszyklus zum Mond, wenn jeweils in den drei Nächten rund um den Vollmond ein Nachtlicht im Schlafzimmer aufgestellt wurde (keine LED oder Energiesparlampe, da sonst mit einer Störung des Schlafrhythmus zu rechnen ist). In den sonstigen Nächten sollte für Dunkelheit im Schlafzimmer oder mittels einer Augenbinde zumindest an den Augen gesorgt werden. Wissenschaftliche Studien dazu habe ich leider keine gefunden.

Jahresrhythmus

Insbesondere in den sogenannten mittleren Breiten, auf der Nordhalbkugel also vom Mittelmeer bis Südskandinavien, spielen die Jahreszeiten für die gesamte Vegetation und auch für den Menschen eine große Rolle. Da die Achse der Erde gegenüber der Sonnenebene um 23 Grad gedreht ist, wandert auf der Nordhalbkugel im Laufe des Jahres die Sonne vom höchsten Stand am 21. Juni zum tiefsten Stand am 21. Dezember. Im Sommerhalbjahr ist die Nordhalbkugel dabei der Sonne zugewandt, im Winterhalbjahr von ihr abgewendet. Dadurch sind die Tageslängen im Laufe des Jahres unterschiedlich. Längere Tage bringen mehr Licht für die Vegetation, mehr Wärme und kürzere Nächte. Die Pflanzenwelt unserer Breiten hat sich auf diese Bedingungen eingestellt und es irgendwie geschafft, in ihren Samen die Länge des Tages zu messen. Viele Pflanzensamen keimen nur, wenn die Tage länger werden, was im Frühling der Fall ist. Manche, sogenannte Frostkeimer, benötigen sogar Minusgrade und Frost in der Zeit davor, also im Winter, um im Frühjahr auszukeimen.

Auch die Tierwelt hat sich ganz an die Jahreszeiten angepasst: Viele Vögel fliegen im Herbst über tausende Kilometer in den Süden und kehren erst im Frühjahr wieder. Manche Säugetiere halten Winterschlaf, wie der Igel, die Fledermaus, der Bär und das Murmeltier, und haben es gelernt, ihren Stoffwechsel während des Winters so zu reduzieren, dass die Körpertemperatur stark absinkt und die Herzfrequenz auf wenige Schläge pro Minute zurückgeht. Auch für den Menschen waren die Jahreszeiten über Jahrtausende hinweg bedeutsam – und sie könnten es im Sinne eines rhythmisch ausgewogenen Lebens heute wieder stärker werden. Im Folgenden gleich ein paar Anregungen dazu.

Das Frühjahr: Zeit des Erwachens

Nach den kalten und nebligen Tagen des Winters gibt es kaum ein schöneres Erlebnis als einen Frühlingsmorgen, erfüllt von den Vogelstimmen, der strahlenden Helligkeit der Sonne und dem Duft feuchter Erde. Schon seit dem Sonnentiefstand am 21. oder 22. Dezember werden die Tage wieder länger, aber davon ist zunächst sehr wenig bemerkbar. Zu Maria Lichtmess am 2. Februar, so sagt in Österreich der Volksmund, kann man die Verlängerung der Tage erst wieder spüren. Im Jahresablauf der Kelten war der 1. Februar der Göttin Brigid gewidmet, und man feierte an diesem Tag die Wiederkehr des Lichts.

Das Frühjahr ist die ideale Zeit, wenn Sie abnehmen und entschlacken wollen. Der Stoffwechsel hatte sich im Winter auf Speichern eingestellt – es war wichtig, jede verfügbare Energie weitestmöglich zu nutzen und die Depots zu füllen. Wenn Sie eine Fastenkur vorhaben, sollten Sie diese jetzt beginnen. Während das Abnehmen im Herbst gegen das Körperprogramm geht, das auf das Bilden von Reserven ausgelegt ist, fällt es im Frühjahr wesentlich leichter, den geplanten Gewichtsverlust auch wirklich umzusetzen.

Nun keimt und sprießt überall neues Leben in der Pflanzenwelt, und Sie können sich die besten frischen Pflanzen direkt aus der Natur holen, wenn Sie mit Frühlingsgemüsen und Kräutern vertraut sind. Es ist erstaunlich, was man alles essen kann und wie gut die Frühlingskräuter schmecken. Allein die Inhaltsstoffe von Pflanzen wie Löwenzahn, Giersch und Bärlauch sind es wert, bei einem Frühlingsspaziergang Kräuter zu sammeln und in den Speiseplan einzubauen. 15- bis 20-mal mehr Mineralstoffe und Vitamine sind in den Wildpflanzen vorhanden als in unseren auf angenehmen Geschmack gezüchteten Haushaltsgemüsen. Bitterstoffe und Antioxidantien, die die Frühlingsgewächse vor Freßfeinden und der zunehmenden Sonnenstrahlung schützen, sind in den Blättern der Wildgemüse vorhanden und schützen auch uns, wenn wir sie essen. Vieles, was nicht direkt am Boden wächst, können Sie auch direkt beim Spazierengehen roh essen: zum Beispiel Knospen von Bäumen wie Buchen, Linden, Tannen und Fichten. Verwechslungsgefahr besteht bei Tannen, denen die sehr giftigen Zweige von Eiben ähnlich sehen, sowie bei Bärlauch, der mit ebenfalls giftigen Maiglöckchen- oder Herbstzeitloseblättern verwechselt werden kann. Wenn Sie jedoch gewisse einfache Regeln beachten, kann nichts passieren. Deshalb lohnt es sich auf jeden Fall, einen Wildpflanzen- oder Kräuterkurs zu besuchen, beispielsweise über die Volkshochschule (siehe auch Anhang). Bei den Bäumen sollten Sie darauf achten, keinesfalls Gipfeltriebe zu pflücken, da Sie sonst das Wachstum des Baumes stark beeinträchtigen. Seitenzweige im unteren Bereich des Baumes sind wesentlich weniger kritisch, zumal die Forstwirte die im unteren Bereich des Stammes gelegenen Äste ohnehin beseitigen, um astarmes Holz zu produzieren.

Natur, so hat sich in den letzten Jahren gezeigt, ist etwas enorm Wichtiges für den Menschen und seine Gesundheit. Autoren wie Richard Louv sprechen sogar von einem »Naturdefizit«, unter dem unsere Gesellschaft leidet, und führen Probleme unserer Kinder und Jugendlichen wie das Aufmerksamkeitsdefizit-Syndrom auf dieses Naturdefizit zurück. Kinder haben heute, insbesondere durch die elektronischen Medien, wesentlich weniger Naturbezug und verbringen viel weniger Zeit im Freien als noch vor 30, 20 oder nur 10 Jahren.

Zahlreiche Studien haben ergeben, dass Krankheiten schneller verschwinden, weniger Schmerzmittel notwendig sind und Menschen sich allgemein wohler fühlen, wenn der Blick aus ihrem Fenster in die freie Natur führt. Schauen sie jedoch auf eine Betonlandschaft oder in einen grauen Hinterhof, sieht es anders aus. In einem Forschungsbericht in der Fachzeitschrift *Lancet* wurden beachtliche Unterschiede in der Lebenserwartung von Menschen mit geringem und hohem Einkommen gefunden. Arme Menschen leben danach deutlich kürzer als reiche, auch im relativ reichen Großbritannien. Diese Unterschiede zeigten sich jedoch nur dann deutlich, wenn die untersuchte Bevölkerungsgruppe *wenig* Zugang zur Natur hatte. Bei *gutem* Zugang zur Natur, wenn die Menschen beispielsweise nahe an Grünflächen wohnten, verschwanden diese Unterschiede. Die Folgen sozialer Benachteiligungen hängen offenbar auch mit dem Grad der Verstädterung zusammen.

Aus all dem können wir folgern, dass wir uns so oft wie irgend möglich in der Natur aufhalten sollten. Das Frühjahr ist die ideale Zeit, Kontakt mit der Natur aufzunehmen und in vielfältiger Weise das Licht, die steigenden Temperaturen und die diversen Gerüche draußen als Zeitgeber für unseren möglicherweise noch nicht ganz in Frühjahrsstimmung befindlichen Organismus zu nutzen. Unser Körper lechzt jetzt nach all diesen Dingen und wird es uns lohnen, wenn wir diesem Bedürfnis nachgeben.

Der Sommer: Hoch-Zeit des Jahres

Mit zunehmendem Hochstand der Sonne steigen die Temperaturen weiter, meist wird das Wetter nun trockener und beständiger. Erste Gewitter ziehen auf, Kumuluswolken zeigen ihre eindrucksvollen Gebirge. Nach Spargel und Erdbeeren können die ersten Gartengemüse geerntet werden, und die Früchte beginnen zu reifen. *Krebszellen mögen keine Himbeeren* ist der Titel eines sehr interessanten Buches über die krebshemmenden Inhaltsstoffe vieler Beerenfrüchte. Ellagsäure, ein Inhaltsstoff von Himbeeren, Brombeeren und Johannisbeeren, ist eine der besonders gut untersuchten Substanzen, die präventiv gegen Krebs wirken. Essen Sie also nun möglichst frische Beeren, so viel Sie mögen und können. Heidelbeeren haben zusätzliche Inhaltsstoffe, die gegen degenerative Erkrankungen wie Alzheimer wirken, und werden ebenfalls zu dieser Jahreszeit reif. In den Wäldern können Sie Heidelbeeren selbst ernten, und Sie bekommen sie auch frisch auf den Märkten, in diesem Fall meist die bei uns als Gartensorte gezüchtete amerikanische Heidelbeere. Wenn Sie selbst einen Garten haben, sollten Sie unbedingt Beerensträucher setzen. Es gibt nichts Schöneres – vor allem für Kinder –, als den Früchten beim Reifen zuzusehen und sehnsüchtig darauf zu warten, dass sie gegessen werden können. Auch das Setzen sollte gemeinsam mit den Kindern erfolgen, damit sie den ganzen Vorgang des pflanzlichen Wachsens und Reifens miterleben können. Das ist eine intensive Einführung in die Rhythmik des Lebens, für Kinder wie für Erwachsene.

Wählen Sie beim Obst allgemein robuste alte Sorten für Ihren Garten, wie sie bei der österreichischen Arche Noah oder auch in Baumschulen, die im Anhang genannt werden, zu erhalten sind. Erstens sind die alten Sorten wesentlich widerstandsfähiger als die Neuzüchtungen, und zweitens schmecken sie in der Regel deutlich besser, wenn sie auch vielleicht nicht so perfekt aussehen. Neue Sorten sind in der Regel auf Aussehen, Zuckergehalt und Haltbarkeit der Früchte gezüchtet, nicht auf Geschmack und innere Werte.

Im nun folgenden Hochsommer ist es Zeit, sich Erholung zu gönnen. Die Seen laden zum Baden ein, die Berge zum Wandern. Die Temperaturen erreichen Werte, bei denen intensive Arbeit keine große Freude macht. Nehmen Sie sich Zeit für Ihren Urlaub, am besten mit Freunden oder mit der Familie. In einer Studie, die das Human Research Institut im Süden Österreichs an vier großen Seen Kärntens durchgeführt hat, zeigte sich deutlich eine positive Auswirkung des Urlaubs an einem See. Die Versuchspersonen waren entspannter, berichteten positiver über ihr Befinden und hatten weniger Körpersymptome wie Kopfschmerzen, Unwohlsein etc. Auch der Vagustonus, von dem wir ja schon viel Gutes gehört haben, war bei der Seengruppe am Ende des Urlaubs signifikant erhöht. Als Kontrollgruppe untersuchten wir eine Reisegruppe von Lehrern, die eine Kulturreise durch Italien unternahmen. Während Letztere gestresster zurückkamen, als sie weggefahren waren, waren die Seeurlauber wesentlich entspannter – und je länger der Urlaub dauerte, desto intensiver war die Entspannung.

Interessanterweise zeigte sich sogar, dass die Entspannung umso tiefer war, je mehr Stunden pro Tag die Versuchspersonen der Seengruppe am Wasser verbracht hatten. Der heutige Mensch stammt ja mit großer Wahrscheinlichkeit aus Ostafrika, und so lebten unsere Urahnen sicherlich an den Ufern der großen Seen, die entlang des afrikanischen Grabenbruchs in

Tansania und Kenia entstanden waren. Vielleicht zieht es uns deswegen so an Seen und Meere, weil wir uns in der Tiefe unseres Daseins ein wenig nach dieser Zeit am Ufer der großen Gewässer sehnen, die in vielen Kulturen als eine »Zeit im Paradies« erinnert wird.

Aus der Seenstudie, aber auch aus anderen Untersuchungen, zum Beispiel zur Wirkung von Kuren, ist bekannt, dass ein Jahresurlaub mindestens drei Wochen am Stück dauern sollte. Derzeit gibt es zwar einen massiven Trend zu Kurzurlauben, aus chronobiologischer Sicht ist dies jedoch nur dann sinnvoll, wenn mehrere Kurzurlaube einen längeren Jahresurlaub ergänzen. Es kann sogar sein, dass sich Ihr Befinden durch den Ortswechsel bis zum dritten Tag verschlechtert. Man spricht hier von der Kurkrise. Das sollten Sie nicht tragisch nehmen, aus kurmedizinischen Untersuchungen wissen wir, dass viele Menschen solche Kurkrisen haben, und vor allem, dass sich der Zustand ab dem vierten Tag verbessert und Aussicht auf eine gute Wirkung von Kur oder Urlaub gegeben ist. In der zweiten Woche stabilisiert sich dann das Befinden und wird allmählich immer besser. Vielleicht haben Sie bemerkt, dass Sie oft in der dritten Woche erst so richtig im Urlaub angekommen sind, und es schade finden, dass Sie nun wieder nach Hause fahren müssen. So gesehen müsste ein wirklicher Erholungsurlaub eigentlich mindestens vier Wochen dauern, ein Zeitraum, der früher von den gut beobachtenden Hausärzten als geeignet für Kuren betrachtet wurde.

Wie Sie sicher auch verstehen, ist es besser, wenn Sie in einem *Erholungs*urlaub weitgehend am gleichen Ort bleiben und nicht von diesem zum nächsten ziehen. Dies gilt sogar über die Jahre: Wenn Sie einen schönen Urlaubsort gefunden haben, an dem Sie sich wohlfühlen, versuchen Sie doch, ihn zwei oder drei

Jahre lang wieder aufzusuchen. Schon beim Losfahren macht sich freudige Entspannung bemerkbar, weil Sie genau wissen, worauf Sie sich einlassen. Und Sie werden staunen, wie viele Geheimnisse Sie im zweiten und dann im dritten Jahr entdecken, die Sie im ersten Jahr übersehen haben. Bald werden Sie mehr als viele Einheimische über diesen Ort wissen. Vielleicht werden Sie sogar im vierten Jahr beschließen, dass es an Ihrem Urlaubsort eigentlich so schön ist, dass Sie erneut dorthin reisen möchten. Jeden Ort der Welt können und werden Sie ohnehin nie kennenlernen, insofern ist es kein Verlust, sondern eher ein Gewinn, einen Ort so gut und von so vielen Seiten wie möglich kennenzulernen. Und wenn Sie mir diese Randbemerkung erlauben: Diese Wahrheit könnte auch für Mitmenschen, zum Beispiel für Partner, gültig sein.

Der Herbst: Erntezeit

Wenn Sie den Ablauf des Jahres mit dem des Tages vergleichen, so entspricht der Winter der Nacht, der Frühling dem Morgen und der Hochsommer der Zeit der Mittagsruhe. Der Herbst wäre mit dem Nachmittag vergleichbar. Jetzt kann die Ernte des Jahres (oder des Tages) eingebracht werden.

Bereits im Spätsommer haben die Äpfel zu reifen begonnen, nun ist es Zeit für Weintrauben, Walnüsse, Kastanien und späteres Obst. Im Garten füllen sich die Beete mit erntereifen Gemüsen. Die Tomaten haben zwar bereits im August erste rote Früchte angesetzt, doch die Haupterntezeit der besonders guten Sorten wie Ochsenherz und Fleischtomaten ist jetzt.

Es ist vernünftig, wenn Sie jetzt noch möglichst viel Zeit im Freien verbringen, um Energie für den Winter zu tanken. Das Sonnenlicht, wie in der goldenen Stunde des Tages, ist nun im

Herbst des Jahres wunderbar gelblich-rötlich. Die Luft ist transparent und klar, und die Farben einiger Pflanzen wirken geradezu gewaltig: Ahorn und Wein, je nach Sorte, verfärben sich gelb und rot, Lärchen werden goldgelb, ebenso die Buchen und ganz zum Schluss die Eichen. Dies sieht nicht nur schön aus, sondern hilft den Pflanzen auch, Stoffwechselprodukte zu entsorgen und das Abwerfen der Blätter vorzubereiten. Blätter sind ja nicht nur für die Fotosynthese da, sondern verdunsten auch eine Menge Wasser, bei größeren Bäumen 70 bis 400 Liter pro Tag. Mit dessen Hilfe transportieren sie gelöste Nährstoffe von den Wurzeln in die Baumkrone. Im Winter sind die Wurzeln aufgrund der Kälte nicht in der Lage, genügend Wasser nachzuliefern, sodass die Pflanzen vertrocknen würden, wenn sie die Blätter behielten. Aus diesem Grund setzt nun im Herbst das große Abwerfen aller Laubblätter ein, vorbereitet durch ihre Verfärbung. Grünes Chlorophyll und seine für die Pflanzen kostbaren, weil schwer zu ersetzenden Baustoffe, Stickstoff und das Metall Magnesium, werden aus den Blättern abgezogen und für das Frühjahr in Rinde und Wurzeln aufbewahrt. Kälte und Sonne sind für die Blätter eine gefährliche Kombination, die Schäden hervorrufen kann. Zum Schutz bilden sie rote Farbstoffe, sogenannte Anthocyane, die auch für Menschen wertvolle Nahrungsergänzungsmittel sind. Auch viele Frühjahrspflanzen keimen aus diesem Grund mit rötlichen Blättern, die sich erst später grün verfärben. Durch das Verschwinden des Chlorophylls und die neu gebildeten Anthocyane ändert sich die Blattfarbe von Grün auf Gelb oder Rot.

Wenn der Herbst weiter fortschreitet, lösen sich bestimmte Zellen auf und die Verbindung von Ästchen und Blättern wird gekappt. Die nun aufkommenden Stürme tun ihr Übriges, um der Pflanze beim Abwerfen des Blattkleides zu helfen. Nur die

Nadelhölzer, mit Ausnahme der Lärche, haben einen Trick gefunden, wie sie die meisten Blätter im Winter behalten können: Sie umhüllen ihre Nadeln mit Wachs, das die Verdunstung des Wassers verhindert. Die »Mauser« der Nadelgewächse findet kontinuierlich während des ganzen Jahres statt, sodass der Nadelfall im Herbst nicht auffällig ist.

Im Oktober 2016 war ich mit meiner Familie in etwa 2400 Meter Höhe am Dobratsch unterwegs, einem Berggipfel in der Nähe von Villach in Kärnten. Der goldene Schein der Herbstabendsonne beleuchtete die Ketten der Karawanken und karnischen Alpen im Süden, und Fernsicht und Raumtiefe der Landschaft waren überwältigend. Plötzlich hörten wir über uns Rufe, die mich ans Burgenland erinnerten, wo jeden Herbst Tausende von Zugvögeln den Neusiedlersee als Zwischenstation nutzen. Etwa 100 Meter über uns zog eine Perlenkette von Wildgänsen in V-Formation hinweg, und als wir uns genauer umschauten, sahen wir, dass viele solche Formationen, manche nah, manche in großer Entfernung, den schönen Herbsttag nutzten und in Richtung Süden zogen. Unwillkürlich dachte ich an Akka von Kebnekaise, die weise Wildgans, der Selma Lagerlöf ein bleibendes Denkmal gesetzt hat, und war versucht, Ausschau zu halten, ob ich irgendwo Nils Holgersson erblicken könnte. Der Vogelzug ist wohl eine der schönsten Erscheinungen des Herbstes, und ich fragte mich, wie lange diese Vögel für die 300 Kilometer vom Dobratsch zum Mittelmeer unterwegs sein mögen, wo sie dann im artenreichen Mündungsdelta des Tagliamento eine vorübergehende Bleibe für die nächsten Tage finden würden.

Vogelzug, Pflanzenkleid und Landschaft wirken zusammen und beeinflussen unsere Wahrnehmung der Natur und unsere Stimmung. Die Herbstempfindung, die sich bei uns einstellt, ist eine ganz andere als die im Frühjahr. Von uns selbst hängt es allerdings ab, wie wir mit dieser Stimmung umgehen: Sehen wir die Veränderungen im Bewusstsein, dass ein Jahreszyklus abgeschlossen ist und bald ein neuer beginnen wird, mit neuem Leben und neuer Freude? Oder steht der Verlust der Lebendigkeit in der Natur im Vordergrund unserer Wahrnehmung? Besonders im Herbst ist die Gefahr von Depressionen sehr groß. Wenn wir ein zyklisches Bewusstsein entwickeln, das versteht, dass für neues Leben auch das Sterben des alten notwendig ist, wird uns die Niedergeschlagenheit weniger treffen, wir werden eher das Lebenspotenzial für das nächste Frühjahr sehen.

Und wir können den Herbst auf seine Weise nutzen. Falls Sie eine Gesundheitskur in einem Heilkurort machen wollen, sind Spätsommer oder Herbst die beste Zeit dafür. Studien haben gezeigt, dass die Wirksamkeit von Kuren im September oder Oktober um etwa 20 Prozent höher ist als etwa im Januar oder Februar. Kuren, seien es Kneippkuren, Höhenkuren oder balneologische Kuren in Thermalressorts, sind überhaupt wesentlich wirksamer, als von der heutigen Medizin angenommen. Sie nutzen und verstärken, wenn sie gut geplant sind, biologische Rhythmen. Da man bisher so wenig über die therapeutische Wirkung biologischer Rhythmen geforscht hat, sind Kuren die Stiefkinder der Medizin geworden. Für die Krankenkassen sind sie ein lästiger Posten, der zwar nicht viel kostet, aber scheinbar wirkungslos ist, da es kaum neue Studien darüber gibt. Es bleibt zu hoffen, dass die neuen Erkenntnisse über die Chronobiologie auch dazu führen werden, chronobiologisch abgestimmte Kuren zu entwickeln und den wertvollen, auf Anregung von körpereigenen Selbstheilungskräften ausgerichteten medizinischen Heilverfahren in Zukunft wieder zu dem Ansehen verhelfen, das sie früher hatten und auch verdienen. Leider hat der zunehmende

Kostendruck die Qualität von Kuren stark abnehmen lassen, und Kuren, die aufwändige Verfahren einsetzen, wie längere manuelle Massagen, werden nicht von den Kassen bezahlt, obwohl sie wirkungsvoll sind. Eigentlich erstaunlich, dass Menschen, die lebenslang Kassenbeiträge bezahlen, so weit entmündigt werden, dass sie nicht selbst bestimmen dürfen, was mit ihren Beiträgen passiert.

Der Winter: Zeit der Besinnung und Neuorientierung

Auch der Herbst vergeht, die kräftigen Stürme haben die Blätter nun endgültig von den Bäumen gefegt, und die letzten Weintrauben hängen gedörrt in den Zweigen. Die Zugvögel haben sich bereits auf den Weg in den Süden begeben, das Leben hat sich in die Erde zurückgezogen, und die Landschaft wirkt kahl und einsam. Die Tage werden kürzer, die Nächte immer länger, bis am 21. oder 22. Dezember die längste Nacht des Jahres erreicht ist. Dieser Wendepunkt wurde vom Christentum ab dem Jahr 217 (unter Papst Hippolytus) als Zeit für die Feier der Geburt Jesu gewählt, wie auch vorher schon von der ägyptischen Kultur für die Feier des Lichtgottes Horus und in der germanischen Kultur für die der Wintersonnenwende und damit der Geburt des neuen Lichts.

In früheren bäuerlichen Gesellschaften hat man sich nun ins Haus zurückgezogen, Geräte repariert und das wunderschöne Handwerk kultiviert, das heute in Volkskundemuseen (das wahrscheinlich schönste davon in Innsbruck) bewundert werden kann. Frauen haben in der Stube gewebt, gehäkelt, gestrickt und genäht, Männer geschnitzt, Rechen oder Sense repariert, Körbe geflochten oder Arbeiten mit Leder ausgeführt. Gemeinsam wurde der Mais zu Striezeln gebunden oder später die einzelnen Körner abgerebelt. Neben diesem emsigen Tun erzählte man einander Geschichten, wirkliche oder erfundene. Der Winter war wahrscheinlich die Zeit, in der die Menschen und besonders Männer und Frauen am meisten miteinander gesprochen haben, da sich nun alle in der Stube trafen und nicht über die Felder verteilt waren. Auch war die Arbeit nicht so anstrengend wie auf dem Feld und erlaubte Gespräche. So manche Liebesbande wurden auch bei der gemeinsamen Arbeit in der Stube geknüpft, und im Mai des darauffolgenden Jahres fand dann vielleicht die Hochzeit statt.

Außerhalb der Wohnstuben stellt die Kälte des Winters für den menschlichen Organismus eine große Herausforderung dar. Nicht nur wird die Haut durch die trockene Luft beansprucht und benötigt mehr Fett, um geschmeidig zu bleiben, auch die Durchblutung in allen Körperteilen, vor allem den Extremitäten, muss aktiv aufrechterhalten werden, damit es nicht zu Erfrierungen kommt. Kälte wie auch zu große Wärme können nur dann gut überstanden werden, wenn die peripheren, kleinen Gefäße unseres Organismus in der Lage sind, eine ausreichende Blutversorgung sicherzustellen. Blut transportiert nämlich Wärme und Kälte. Dies erfolgt rhythmisch, etwa in Ein-Minuten-Rhythmen, und kann, wie das meiste in unseren Körper, trainiert werden. Dazu ist ein rhythmischer Wechsel von Wärme und Kälte besonders gut geeignet, wie dies Pfarrer Kneipp vor etwa 150 Jahren beschrieben hat. Es empfiehlt sich daher, bereits im Herbst, spätestens aber jetzt im Winter, ausgiebigen Gebrauch von der Sauna zu machen, die diesen Wechsel zwischen heißem Aufguss und kaltem Tauchbad nutzt.

Wenn Sie die Hitze der Sauna schlecht aushalten oder Ihr Arzt davon abrät, sind Wechselbäder nach Kneipp die Methode der Wahl. Das kann mit Wechselfußbädern beginnen, gerade die weit vom Herzen entfernten Füße sind ja besonders kälteempfindlich. Dabei verwendet man zwei hohe Kübel, die fast bis zum Knie reichen sollten, wenn man die Füße hineinstellt. In einen Kübel wird heißes Wasser mit mindestens 38 Grad gegeben, in den anderen kaltes aus der Wasserleitung. Nun werden die Beine jeweils eine Minute (Minuten-Rhythmik!) ins warme Wasser gestellt und dann 10 bis 15 Sekunden ins kalte. Der ganze Vorgang kann fünf- bis zehnmal wiederholt werden. Der Beginn ist immer im warmen, der Abschluss im kalten Wasser. Nach der letzten Kaltwasserbehandlung kann man entweder direkt Wollsocken anziehen, wie dies Kneipp persönlich empfohlen hat, oder man trocknet die Füße mit einem Handtuch vorher ab. Bei bereits vorhandenen Durchblutungsstörungen der Beine sollten Sie vor der Anwendung Ihren Arzt konsultieren.

Wenn Sie Zugang zu Kneippbecken haben, zum Beispiel in einem nahegelegenen Wellnesszentrum, können Sie auch Ganzkörper-Wechselbäder durchführen. Analog zum Fußbad bleiben Sie etwa eine Minute im warmen Becken und dann 10 bis 15 Sekunden im kalten. Wie beim Wechselfußbad ist der Beginn warm und das Ende kalt. Hüllen Sie sich danach in ein großes Handtuch und ruhen Sie für mindestens 15 Minuten, dann kann Ihr Organismus das Gelernte – die Bewegung der kleinen Gefäße – integrieren.

Bereits im Herbst hat unser Körper begonnen, Vorräte für den Winter anzulegen. Das macht er durch die Vergrößerung seiner Fettreserven, einerseits um Energie bereitzustellen, andererseits, weil Fettgewebe ein guter Isolator ist und uns vor der Winterkälte schützt. Wenn Sie also abnehmen wollen, sind der

Herbst wie auch der Winter *kein* guter Zeitpunkt dafür. Warten Sie auf das Frühjahr, aber essen Sie auch nicht zu viel zu Weihnachten, da üppige Mahlzeiten vom Organismus jetzt als willkommene Reserve für die kalte Jahreszeit angesehen und in Ihr Reservoirgewebe eingebaut werden.

Dass der Winter vor allem dunkel ist, stimmt im Übrigen nicht, zumindest nicht, wenn Schnee liegt. Zwar sind die Nächte im Winter am längsten, aber durch die Schneedecke wird tagsüber das Sonnenlicht reflektiert und ist dann viel heller als in den sonstigen Jahreszeiten. Das sollten Sie bedenken, wenn Sie ein Sonnenbad nehmen. Auch das UV-Licht wird vom Schnee reflektiert und wirkt stärker als im Sommer, insbesondere im Gebirge, wo aufgrund der Höhe weniger Luft, die das Licht filtert, zwischen der Sonne und Ihnen ist.

Der einzige Moment: die Gegenwart

Damit ist der Kreis der Jahreszeiten abgeschlossen, nach dem Winter beginnt ein neues Frühjahr. Zyklisches Denken ermöglicht uns, das Ganze dieses Jahreskreises in jedem Teil zu sehen und nicht traurig oder depressiv zu sein, wenn das Jahr zu Ende geht und die Sonne sich nur noch kurz zeigt. Zugleich ist es sinnvoll, wie Eckhart Tolle sehr schön ausführt, immer im Jetzt zu leben. Die einzige Zeit, über die wir nämlich wirklich verfügen können, ist das Jetzt, der Augenblick, den wir gerade erleben. Es ist der Moment, in dem wir Entscheidungen treffen können, die unsere ganze Zukunft bestimmen. Es ist der Augenblick, in dem wir erleben, was die Welt uns bietet, möglichst mit allen Sinnen. Schiller schreibt in den *Sprüchen des Konfuzius* über die drei Zeiten Vergangenheit, Gegenwart und Zukunft diese wunderschönen Zeilen:

»Dreifach ist der Schritt der Zeit:
Zögernd kommt die Zukunft hergezogen,
pfeilschnell ist das Jetzt entflogen,
ewig still steht die Vergangenheit.«

Die letztgenannte Vergangenheit können wir nicht mehr ändern, wir können sie höchstens anders deuten. Auch die Zukunft ist (noch) nicht da und damit auch nicht wirksam. Nur die pfeilschnell entfliehende Gegenwart ist die Zeit, über die wir verfügen können, und diese Zeit sollten wir gut nutzen. Geistesgegenwart und das Leben im Jetzt sind daher das Ziel vieler Meditationsschulen, vom Sufismus bis zum Zen-Buddhismus.

Auch der Zustand des Glücklichseins ist mit Geistesgegenwart verbunden. Wenn wir uns bewusst sind, wie wertvoll die Gegenwart ist, so werden wir wenig Zeit mit Nachdenken über die Vergangenheit verbringen. Dann betrauern wir nicht schöne, aber leider vergangene Momente und ärgern uns nicht über unangenehme. Diese Haltung setzt natürlich auch Verzeihen voraus. Wenn wir nicht verzeihen können, werden wir immer wieder darüber nachsinnieren, was der andere oder wir selbst in der Vergangenheit falsch gemacht haben – eine wesentliche Voraussetzung für aktives Unglücklichsein! Verzeihen, anderen und sich selbst, ist daher einer der Schlüssel für persönliches Glück.

Ähnlich wie in der Vergangenheit kann man sich auch in der Zukunft verlieren. Leben wir in unserem Bewusstsein dauernd in der Zukunft, so verpassen wir die Chancen, die sich uns in der Gegenwart bieten. Dadurch wird die wirkliche Zukunft schlechter, als sie sein könnte. Daher sollten wir uns auch von der Zukunft weitgehend verabschieden, was nicht bedeutet, dass wir nichts mehr planen sollten, aber diese Planungen sollten uns vor allem darauf vorbereiten, die Gegenwart richtig zu gestalten, damit sich daraus eine günstige Zukunft ergibt. Wobei man das berühmte Gebet eines chassidischen Rabbi nie vergessen sollte: »Möge mich der Herr davor behüten, dass alle meine Wünsche in Erfüllung gehen.«

Leben in der Gegenwart bedeutet im Idealfall, dass wir immer auf den jetzigen Augenblick achten und auch nur eine Tätigkeit zu einer Zeit ausführen. Wir sollten das, was wir machen, mit Liebe und Aufmerksamkeit tun, auch wenn es scheinbar unbedeutende Dinge sind. Eine schöne Geschichte zu diesem Thema gibt es von einem bekannten Zen-Meister: »Ein Mönch kommt zu Zen-Meister Joshu und sagt: ›Meister, was muss ich tun, um das vollkommene Bewusstsein zu erlangen?‹ Joshu fragt ihn: ›Hast du schon gefrühstückt?‹ Der Mönch antwortet: ›Ja, Meister.‹ ›Gut‹, erwidert Joshu, ›dann geh und wasch deine Essschalen.‹«[3]

Eine Methode, im Jetzt zu leben, ist die genaue Beobachtung der Veränderungen, die in der Natur vor sich gehen. Das hilft uns, sich der Jahreszeit bewusst zu werden und sich auf wesentliche Dinge zu konzentrieren, die mit den natürlichen Rhythmen – auch in uns selbst – zusammenhängen. So ist ein sogenannter phänologischer Kalender ein Beitrag für die Erhaltung des Wohlbefindens und der seelischen Gesundheit.

Phänologie (vom Griech. *Phaíno*, »ich erscheine«) ist die Lehre von den Veränderungen, die in der Natur stattfinden. Wenn Sie im Jahreslauf aufmerksam unterwegs sind, können Sie bemerken, dass bestimmte Bäume früher, andere später ihre Knospen öffnen. Manche Pflanzen, wie zum Beispiel Zwiebel-

---

[3] aus Paul Kothes: *Sie wartet schon vor deiner Tür. Das Weisheitsbuch von Atem bis Zen*, J. Kamphausen, 2006.

gewächse, blühen sehr früh, andere, wie die Astern, spät im Jahr. Auch die Vogelwelt hat ihre Zeiten. Ein phänologischer Kalender bietet Ihnen die Möglichkeit, diese Veränderungen in Ihrer Umwelt im Jahreslauf jedes Jahr aufzuzeichnen. Sie können dann im Laufe der Zeit nachsehen, wann im letzten und vorletzten Jahr das letzte Eis auf dem nahen Teich verschwunden ist, die ersten Schneeglöckchen zu sehen waren, zum ersten Mal Bärlauchblätter aus dem Waldboden gekommen sind oder die ersten Meisen ihren Frühlingsgesang angestimmt haben.

Das Beobachten hat mehrere positive Effekte: Sie werden deutlich mehr Zeit im Freien verbringen, um die Informationen für den phänologischen Kalender zu sammeln. Dadurch bewegen Sie sich mehr, was Ihnen mehr Energie gibt. Sie werden genauer beobachten und vieles bemerken, was Sie in den vergangenen Jahren vollkommen übersehen haben. Sie kommen in Kontakt und in Verbindung mit der Natur, dieser wichtigen Quelle Ihrer Gesundheit. Dadurch leben Sie mehr im »Hier und Jetzt«, das die Veränderungen der Pflanzen- und Tierwelt Ihnen bewusst macht.

Übung
Ihr Kalendarium

Wenn Sie ernsthaft beginnen, Ihre Rhythmen zu ordnen und mit denen Ihrer Familie abzustimmen, werden Sie um den einen oder anderen Kalender nicht herumkommen (Hinweise zum Phänologischen Kalender finden Sie auf Seite 198).

Familienkalender

- Da gibt es zunächst einmal den Familienkalender, in den Sie die Termine Ihrer Mitbewohner oder Familienmitglieder eintragen können. Jedes Mitglied der Gemeinschaft hat eine Spalte, in der wichtige Termine verzeichnet sind. Damit können Urlaube abgestimmt werden und Prüfungstermine bei Kindern, sodass man weiß, wann man Schonzeiten für wen einplanen sollte und wann man gemeinsame Ausflüge oder Reisen planen kann.

Phänologischer Kalender

- Im phänologischen Kalender können Sie Beobachtungen, die Sie in der Natur gemacht haben, aufschreiben. In einfachster Weise kann dies ein Familienkalender sein, in dem Sie eine Spalte für die Natur reservieren, sodass Sie erstes Aufblühen, Reifen, Verwelken von Pflanzen, aber auch erste Zugvögel, erste Igel, erste Kröten im Jahr und vieles mehr eintragen können. Das hilft Ihnen, sich im Jahreslauf zu orientieren.

Naturkalender

- Wenn Sie unsicher sind, worauf Sie im Jahreslauf in der Natur achten könnten, gibt es sogenannte Naturkalender. Für jeden Monat des Jahres sind dort die wichtigen Tiere und Pflanzen kurz beschrieben und mit Bildern dargestellt. Hängen Sie so einen Kalender in der Nähe Ihres Schreibtischs, in Ihrer Küche oder

auch auf der Toilette auf, damit Sie eine weitere Erinnerung an die Natur und die Veränderungen dort haben.
Ein Beispiel wäre *Natur erleben durch das Jahr* von Ursula und Johannes Wawra, naturverlag.

Die erstaunliche Geschichte von Agaphia

Sicher kennen Sie die Geschichte von Robinson Crusoe, dem allein auf einer Südseeinsel gestrandeten Europäer. So etwas Ähnliches hat sich vor einigen Jahren im Süden Sibiriens wirklich zugetragen, und ich möchte Ihnen diese Geschichte gern erzählen, weil sie zeigt, wie wichtig die Orientierung in der Zeit für uns Menschen ist.

Im Sommer 1978 suchte ein Team von russischen Geologen von einem Hubschrauber aus den Süden Sibiriens, das Gebiet von Abakan, nach Erzvorkommen ab. In dem untersuchten Areal vermuteten die Geologen reiche Mineralvorkommen, jedoch im Umkreis von mehreren hundert Kilometern keinen Menschen. Doch mitten in dem dicht mit mächtigen sibirischen Zirben und Lärchen bewaldeten Gebiet, in einem abgelegenen Bergtal, machten die Geologen plötzlich eine Lichtung aus, in der eine einfache Hütte stand. Der Hubschrauber landete in der Nähe am Ufer des Flusses. Nach einigen Minuten kamen die Bewohner der Hütte ins Freie und näherten sich vorsichtig den Geologen. Es war die Familie Lykov, der Vater und vier erwachsene Kinder. In den 1930er-Jahren hatte das Ehepaar Lykov mit zwei Kindern die damalige Zivilisation verlassen und war vor den Schergen Stalins in die Wälder Südsibiriens geflüchtet. So weit wie möglich weg von den Menschen. In dieser Einsamkeit hatten sie die Kinder – bald waren es vier – aufgezogen, zwei davon hatten nie in ihrem Leben andere Menschen als die Eltern und Geschwister gesehen, da sie in der Wildnis geboren wurden.

Als am nächsten Morgen die Zeitungen über die sibirischen Robinsons berichteten, standen die Menschen an den Kiosken in Russland Schlange, um Nachrichten über diese sensationelle Entdeckung zu lesen. In den Westen drang die Kunde von den sibirischen Eremiten meines Wissens damals nicht.

Leider starben in der Folge alle Familienangehörigen, mit Ausnahme der jüngsten Tochter, an Erkältungen und Lungenentzündung. Sie hatten offensichtlich, ähnlich den Ureinwohnern Amerikas, keine Resistenzen gegen die von den Geologen mitgebrachten, neuen Krankheitserreger entwickelt.

Die jüngste Tochter, Agaphia Lykova, lebt heute noch an der gleichen Stelle im sibirischen Wald, 240 Kilometer von der nächsten menschlichen Siedlung entfernt. Jeder Versuch, sie später in die moderne Zivilisation zurückzubringen, scheiterte, weil sie das reine Wasser und die gute Luft in ihrer Lichtung über alles schätzt und das heutige Stadtleben für ziemlich verrückt hält. Ein bekannter russischer Journalist, Vasily Peskov, hat ein berührendes Buch über die Begegnung mit Agaphia, drei Jahre nach ihrer Entdeckung, geschrieben: Darin fragt er sie nach den Ereignissen, die besonders einprägsam in ihrem bisherigen Leben waren. Agaphia erwähnt den Hungertod ihrer Mutter im Jahr 1961 nach einem völlig verregneten Sommer, in dem die wichtigsten Grundnahrungsmittel der Familie bereits auf den Feldern verfault waren. Mit sechs einzelnen Getreidekörnern, die im nächsten Jahr gepflanzt und von der ganzen Familie Tag und Nacht bewacht wurden, bauten sich die Lykovs dann eine neue Nahrungsgrundlage für die folgenden Jahre auf.

Gleich nach dem Tod der Mutter kommt ein zweites Ereignis, das sich Agaphia intensiv eingeprägt hat: der *Verlust der Zeit*, als die Familie eines Tages nicht mehr wusste, welcher Wochentag und welches Datum zu schreiben sei. Die Familie gehörte zu den sogenannten orthodoxen Altgläubigen, für die die Jahresfeste ein wichtiger Teil des Lebens waren. So war ihnen mit dem Verlust der Zeit auch die Struktur ihres Jahres- und Wochenablaufs abhandengekommen. Daher setzten sich die Familienmitglieder zwei Tage lang zu einer – wir würden heute sagen – Klausur zusammen und versuchten, die richtige Zeit wiederzufinden. Am Ende der beiden Tage waren sie sich ziemlich sicher, das richtige Datum rekapituliert zu haben. Und tatsächlich, als sie 1978 von der modernen Welt entdeckt wurden, hatten sie nicht einen einzigen Tag verloren.

Künstler können sich in menschliche Befindlichkeiten sehr gut hineinversetzen. Obwohl Robinson Crusoes Geschichte wahrscheinlich erfunden ist, schildert Daniel Defoe am Schluss auf der Insel in der Karibik die Begegnung Robinsons mit einem Eingeborenen, von feindlichen Kannibalen abgesehen dem ersten Menschen, den er auf der Insel trifft. Dieser erste Mensch erhält von Robinson einen Namen: *Freitag*, nach dem Tag, an dem Robinson ihn kennengelernt hat. Auch in Daniel Defoes Geschichte war die Bewahrung der Zeit ein wichtiger Teil der menschlichen Identität seines Protagonisten.

Lebensrhythmus

Damit spannen wir unseren Bogen noch etwas weiter. Der Tagesrhythmus, der Wochen- und der Monatsrhythmus, der Jahresrhythmus, alle diese Rhythmen haben Ähnlichkeit mit einem Rhythmus, den wir in der heutigen Zeit nicht mehr als Rhythmus, das heißt als Wiederholung ähnlicher Elemente, erleben: dem Lebensrhythmus. Doch es gibt diese Wiederholungen durchaus. Als Kind werden wir zahnlos und weitgehend ohne Haare geboren. Als alter Mensch verlieren wir Zähne und Haare wieder und werden in vielerlei Hinsicht ähnlich einem kleinen Kind, das gepflegt werden muss, das über seine Körperfunktionen nicht selbst verfügen kann und das auf die Unterstützung durch andere Menschen angewiesen ist. Sogar die Körpergröße geht beim ganz alten Menschen wieder zurück, der Körper wird erneut krumm, und das Gewicht nimmt dramatisch ab. Zwischen Geburt und Tod liegt ein hoffentlich reiches Leben, in dem wir zunächst körperlich wachsen und dann geistig reifen.

Doch auch die entgegengesetzten Bewegungen kommen vor, wenn beispielsweise Demenz die letzten Lebensjahre für Betroffene und Angehörige schwer macht. Lebensstilfaktoren scheinen hier eine wichtige Rolle zu spielen, und mit guter Ernährung und genügend Bewegung kann vieles ausgeglichen werden. Ganz sicher spielt auch ein gesunder Lebensrhythmus eine wichtige Rolle in der Frage, ob wir von der Demenz verschont bleiben oder nicht.

Immer wieder staune ich, welche Weisheit und Offenheit kleine Kinder mit sich bringen, wenn sie in einem fürsorglichen Elternhaus aufwachsen, in dem die Eltern Zeit für sie haben.

Wie schön wäre die Welt, wenn wir alle in unserem Charakter so aufgeschlossen und interessiert an allem wären, wie solche kleinen Kinder. Im Alter bis zu fünf Jahren gibt es keine Vorurteile, ein Stück rotes Plastik wird genauso mit Interesse aufgelesen und betrachtet wie ein echter Rubin, wenn er an der gleichen Stelle liegen würde. Kinder haben zudem ein großes Gerechtigkeitsgefühl, wenn sie sechs bis zehn Jahre alt sind, und reagieren sehr empfindlich, wenn es verletzt wird. Tiere und auch Blumen lieben sie sehr und sind tief getroffen, wenn diesen Wesen ein Leid angetan wird.

Mit der Pubertät kommt eine schwierige Zeit für die Kinder, die nun zu Jugendlichen werden, und auch für die Eltern. Alles, was gerade noch Bestand hatte und wertgeschätzt wurde, wird nun verachtet. Die Jugendlichen suchen sich ihren eigenen Weg, und die Eltern hoffen einfach nur, dass sie diesen Weg auch finden, ohne Schaden dabei zu nehmen.

Mit dem Ende des körperlichen Wachstums kommt dann eine Zeit der seelischen Reifung. Früher war man ja erst mit 21 Jahren volljährig, und weise Menschen sagen, dass die drei Mal sieben Jahre notwendig sind, um vollständig erwachsen zu sein. Mit diesem Alter ist man dann auch voll verantwortlich für das, was man tut, auch wenn die Rechtsprechung heute bereits 16-Jährige verantwortlich macht.

Zwischen 26 und 35 hat der Mensch sich idealerweise seinen eigenen Platz in der Welt erarbeitet und beginnt, andere Menschen anzuleiten. Bald können sich eigene Kinder einstellen, mit denen nun der mühe-, aber auch freudvolle Erziehungsweg begonnen wird. Nun folgt eine Familienzeit, in der die Welt gemeinsam erlebt wird. Beruflich sollte sich die Situation gefestigt haben – der Platz im Leben wurde vollständig gefunden. In der Mitte des Lebens, etwa ab 40, wartet eine weitere Krisenzeit, wo alles im Umbruch sein kann und vieles neu überdacht wird. Diese Zeit kann gefährlich für Partnerschaften sein, wenn man nicht bewusst damit umgeht.

Meistert man die Krisen gut, kommt mit zunehmendem Alter die Weisheit, die in Erfahrung gründet, und eine gewisse Selbstlosigkeit. Die Interessen der Kinder oder der Menschen, mit denen man lebt, werden wichtiger als die eigenen, und man beginnt, die Mühen des Lebens und die Schwierigkeiten, denen man ausgesetzt war, aus einer höheren Warte zu sehen. Man betrachtet das Leben gelassener, man muss nicht mehr alles erreichen und kann sich über das freuen, was bereits gelungen ist.

Dann beginnt eine Phase, in der man plötzlich bemerkt, dass nahe oder fernere Freunde, mit denen man gerade noch die Jugend oder das Studium verbracht hatte, plötzlich sterben. Möglicherweise bekommt man dann selbst Angst vor dem Tod. Je nach Charakter gehen die Menschen unterschiedlich mit dieser Angst um. Der Psychiater Irvin Yalom meint, dass die unbewältigte Angst vor dem Tod die Ursache vieler seelischer Störungen und großen Leides ist, da die Menschen in ihrem Denken und ihren Taten von dieser Angst bestimmt werden. Wer beispielsweise auch im Alter noch geizig ist und Materielles zusammenzuraffen versucht, richtet viel Unheil in dieser Welt an, wenn er an den Hebeln des Geldes oder der Macht sitzt. Oft steht Angst, letztlich Todesangst, hinter solch einem Verhalten.

Erst wenn die Angst vor dem Tod überwunden ist, fängt das entspannte und gelassene Leben an. Es muss nicht extra erwähnt werden, dass die Angst vor dem Tod keine Rolle mehr spielt, wenn man gelernt hat, im Hier und Jetzt zu leben. Der Tod ist genauso Teil des Lebens wie die Geburt. Wir freuen uns auf die Geburt eines Menschen, warum eigentlich freuen wir uns nicht über den Tod, der neuem Leben die Möglichkeit gibt, sich zu entfalten? Wenn man diese Angst überwunden hat, kann man ganz frei den letzten Lebensjahren entgegengehen. Man kann sich vom Leben leiten lassen und die Früchte dessen genießen, was man bislang geschaffen hat.

Viele Menschen träumen davon, nach einem langen, arbeitsreichen Leben endlich den wohlverdienten Ruhestand anzutreten. Wenn dann die Pension beginnt, stellt sich statt der erwarteten Zufriedenheit oftmals innere Leere oder ein Gefühl der Nutzlosigkeit ein. Aus diesem Grund ist es wichtig, schon vor der Pensionierung zu überlegen, welche Tätigkeiten man in der Rente machen möchte und könnte. Sehr hilfreich ist es, wenn man schon immer ein Hobby hatte, das einen interessiert, und man dieses nach der Pensionierung ausbauen kann.

Menschen, die anderen im Rahmen ihrer Möglichkeiten helfen und damit ihrem eigenen Leben weiteren Sinn geben, sind ebenfalls gesundheitlich im Vorteil, wie zahlreiche Studien gezeigt haben. Das kann in oder außerhalb der Familie erfolgen. So hat Dean Ornish, ein renommierter amerikanischer Kardiologe, in seinem Buch *Heilung mit Liebe* gezeigt, wie wichtig der Einsatz für andere Menschen wie auch die Zuwendung von anderen Menschen für die Gesundheit sind. Das kann sowohl im Bereich des Herz-Kreislauf-Systems als auch an der Überlebenszeit bei Krebserkrankungen beobachtet werden. Ältere Menschen, die in gemeinnützigen Vereinen mitmachen, sind statistisch gesehen wesentlich gesünder als solche, die das nicht tun. Es ist daher wichtig, auch im Ruhestand soziale und familiäre Kontakte aufrechtzuerhalten, und man sollte ja auch mehr Zeit dafür haben.

Rhythmus spielt im Lebensabschnitt nach der Pensionierung eine ganz besondere Rolle, wenn Gesundheit und ein selbstständiges Leben möglichst lange aufrechterhalten werden sollen. Jedes Lebensalter hat seinen eigenen Umgang mit dem Rhythmus. Und zwischen dem des alten Menschen und dem des kleinen Kindes gibt es interessante Parallelen. Wenn ein Kind zur Welt kommt, bringt es die Tagesrhythmik noch nicht mit, sondern muss sie in den ersten Lebenswochen erlernen. Das hat schon eine Studie ergeben, die 1953 von der deutschen Forscherfamilie Engelmann als Dissertation veröffentlicht wurde. Ihr Kind kam nämlich gerade zur Welt, als Vater Engelmann seine Dissertation über Schlaf in den USA begann. Die Aufgabe, die ihm vom Doktorvater gestellt wurde, war, dieses Kind von der Geburt bis zur 26. Lebenswoche rund um die Uhr zu beobachten und alle Schlafzeiten in einem Diagramm dunkel, alle Wachzeiten hell und alle Fütterungszeitpunkte als Punkte einzutragen. Als die 26 Wochen vorüber waren, hatte die Familie Engelmann es geschafft, ein Rhythmusbild der ersten Lebenswochen eines Kleinkindes lückenlos zu dokumentieren. Es zeigte sich, dass das kleine Kind am Beginn des Lebens weitgehend zeitlich chaotisch schlief beziehungsweise wach lag. Diese Zeit ist für junge Eltern sehr anstrengend.

Mit der 16. bis 17. Lebenswoche änderte sich das Bild ziemlich schlagartig: Der Schlafrhythmus des Kindes begann sich mit dem Hell-Dunkel-Rhythmus der äußeren Welt zu synchronisieren. Erst in der 17. Lebenswoche war das Kind in Bezug auf seinen Rhythmus auf der Erde angekommen. Von diesem Zeitpunkt an war ein regelmäßiger und nachtsynchroner Schlaf-Wach-Rhythmus zu beobachten. Wenn man Eltern in dieser Zeit fragt, wie es dem Kleinen geht, so erhält man eine klare und sehr erleichterte Antwort: »Er/sie schläft endlich durch!«

Wie sich gezeigt hat, ist der Zeitraum bis zum Durchschlafen eine Frage des Trainings. Leben Kinder mit ihren Eltern von Geburt an in einem klaren Schlaf-Wach-Rhythmus von 24 Stunden, so stellt sich viel früher eine Synchronisierung mit dem Erdentag ein. Kinder, deren Eltern wenig Rücksicht nehmen und Abendveranstaltungen mit den Kleinen besuchen, oder Kinder, bei denen der Tag-Nacht-Rhythmus durch Dämmerlicht am Tag oder blaues Licht in der Nacht gestört wird, tun sich mit der Synchronisierung wesentlich schwerer und benötigen sehr lange, um »durchzuschlafen«. Bei Frühgeborenen hat eine Studie sogar gezeigt, dass wesentlich mehr gesundheitliche Komplikationen in der Folgezeit auftraten, wenn die Kinder nicht von Anfang an in einem klaren 24-stündigen Hell-Dunkel-Rhythmus lebten. Jungen Eltern kann ich daher nur raten, in den ersten Lebenswochen den Rhythmus der Kinder zu pflegen, sie ersparen sich dann sehr viele halbdurchwachte Nächte und mögliche gesundheitliche Folgen der Kinder.

Untersucht man Menschen (ohne Nacht- und Schichtarbeit) in der Mitte ihres Lebens, so ist in der Regel ein klarer Schlaf-Wach-Rhythmus zu beobachten. Bei älteren Menschen verschwindet diese klare Trennung von Schlaf und Wachsein wieder, wenn nicht aktiv an der Rhythmik gearbeitet wird. Deshalb haben Menschen über 60 häufig Schlafstörungen und können nicht mehr durchschlafen. Am Tag sind sie dann müde und müssen sich zwischendurch hinlegen. Manche älteren Menschen scheinen instinktiv zu wissen, dass Rhythmik für sie wichtig ist. Vielleicht kennen Sie selbst einen oder eine 90-jährige, die genau um 12 Uhr mittags ihre Suppe auf dem Tisch haben möchte. Wie wir gehört haben, ist der Zeitpunkt der Nahrungsaufnahme ein wichtiger Zeitgeber, und so holen sich manche älteren Menschen auf diese Weise äußere Zeitgeber, wenn die inneren Uhren im Alter nicht mehr so genau und regelmäßig gehen. Für das jüngere betreuende Umfeld kann das sehr nervig sein, für den älteren Menschen aber vielleicht lebenswichtig: In einer Studie mit Centennariern, das sind Menschen um die 100 Jahre, hat sich herausgestellt, dass diese in Bezug auf ihre Lebensmittel recht unterschiedlich leben können. Was aber bei allen 100-Jährigen gleich war, ist ein sehr mäßiger Gebrauch von Nahrungs- und Genussmitteln und eine strenge Beachtung der Rhythmik. Kein 100-Jähriger schlägt sich die Nacht um die Ohren. Alle Befragten lebten und aßen sehr regelmäßig. Hätten sie das nicht getan, lägen sie vielleicht schon längst auf dem Ortsfriedhof.

So durchzieht Rhythmus unser ganzes Leben, und am Ende ähneln wir auch in Bezug auf die Rhythmen den kleinen Kindern. Wie bei ihnen müssen die Rhythmen gepflegt werden, wenn wir lange und gesund leben wollen. Im nächsten Kapitel werden wir einige Beispiele kennenlernen, wie dies im Umfeld von Beruf und Leben aktiv unterstützt werden kann.

»Jede Krankheit ist
ein musikalisches Problem,
die Heilung eine
musikalische Auflösung.«
Novalis

Rhythmus als Therapie und als Energiespender

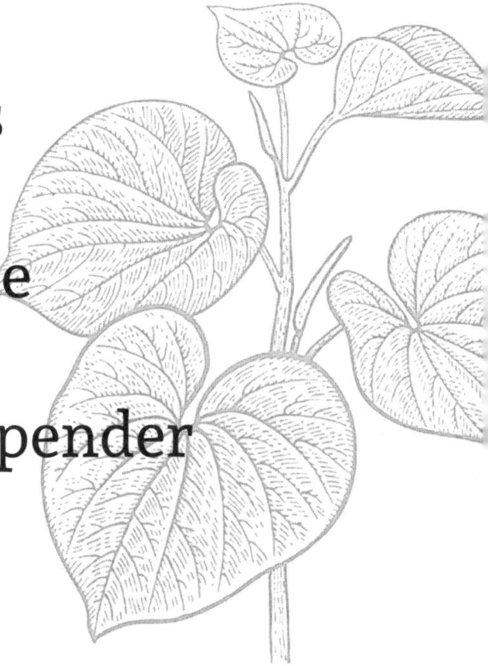

Im Jahr 2000 wurde im österreichischen Graz eine Baustelle eingerichtet, wie sie die Welt noch nie gesehen hatte. Mitten in der Stadt, in einem Areal, das für einen größeren Wohnbau vorgesehen war, schwenkte der Kran einen großen, leeren Container auf einen erhöhten Standort im Gelände. Es sollte in den nächsten Wochen und Monaten der Ort sein, in dem Bauarbeiter rhythmustherapeutisch geschult wurden, wenn die Witterung ein Üben direkt auf der Baustelle verhinderte. Wenige Tage später waren auch Presse und Fernsehen vor Ort und in ganzseitigen Formaten wurde über das anlaufende Vorhaben berichtet. »Die merkwürdigste Baustelle Österreichs: mehr Wissenschaftler als Bauarbeiter« titelte der *Standard*. Wenige Wochen später war auch der ORF auf der Baustelle und drehte einen Beitrag für »Modern Times«, die damals prominenteste Wissenschaftssendung des Kanals. Was war geschehen? Nach langer Vorarbeit und finanziert von der Europäischen Union und der AUVA, der größten österreichischen Unfallversicherung, hatten wir das Baufit-Projekt gestartet. Bauarbeiter gehören traditionell zu der Berufsgruppe mit den höchsten Unfallzahlen. Aufgrund ihrer Tätigkeit haben sie auch hohe Krankenstandszahlen und gehen größtenteils krankheitsbedingt in Frühpension. Einige Monate zuvor hatten wir daher ein Gespräch mit dem Leiter der Prävention in der AUVA, Professor Norbert Winker, und konnten ihn für ein interessantes Experiment gewinnen: Seine Vorgabe war, dass wir die Arbeitsunfälle auf Österreichs Baustellen senken sollten. Die Wahl der Methoden dafür blieb uns überlassen.

Glücklicherweise hatte unser Human Research Institut gerade zu diesem Zeitpunkt Untersuchungen darüber fertiggestellt, durch welche Maßnahmen am wirkungsvollsten Körperrhythmen angeregt werden können. Dabei hatte sich das Sprechen von Hexametern als besonders wirkungsvoll herausgestellt, was Sie möglicherweise auch schon ausprobiert haben, wenn Sie den Anregungen von Seite 50–55 nachgekommen sind. Noch interessanter war die Wirkung der Eurythmie, einer Methode des Ausdruckstanzes, die in Waldorfschulen zum Grundunterricht gehört und auch den Hexameter als Bewegungsrhythmus nutzt. Dieses überraschende Ergebnis hatten wir in einer Übersicht zusammengestellt, und ich wagte, die Methode als »Herz-Kreislauf-Koordinations-Training« für die Bauarbeiter vorzuschlagen. Ich war zu diesem Zeitpunkt bereits davon überzeugt, dass die einzelnen Rhythmen im Körper als rhythmisches System zusammenwirken und sich gegenseitig unterstützen. Die starke Anregung von schnellen Körperrhythmen, wie sie durch die Eurythmie erzeugt werden können, dürfte auch den Schlaf als einen der wichtigsten langsamen Körperrhythmen stimulieren, ein Resonanzeffekt, der dann zu einem besonders guten Schlaf und damit zu einer guten Erholung führen könnte. Gute Erholung bedeutet Wachheit am Tag – die wichtigste Voraussetzung für Geistesgegenwart und damit für die Vermeidung von Unfällen.

Wir waren uns bewusst, dass eine Methode allein nicht in der Lage sein kann, alle Probleme zu lösen und insbesondere die hohen Unfallzahlen zu senken. Die psychische Komponente war uns ebenso wichtig, weshalb wir einen sehr fähigen Betriebspsychologen, Johannes Beran, mit ins Boot holten, um die Leitung der Baufirma mit einer psychologischen Beratung zu unterstützen. Später bezeichneten wir diesen Teil als: »Informationskanäle reinigen«, da von den Bauarbeitern der Eindruck berichtet wurde, dass sie vor Beginn unseres Projektes keinen Einblick in die Absichten der Betriebsleitung erhalten hätten und dauernd widersprüchliche Anweisungen von oben bekämen – eine Einschätzung, die Sie vielleicht aus Ihrem eigenen Betrieb kennen, wenn Sie in einer großen Firma arbeiten.

Natürlich mussten wir sicherstellen, dass nicht einfach nur die soziale Interaktion oder die körperliche Bewegung im Rahmen der Eurythmie für die Effekte verantwortlich sind. Also installierten wir neben der sogenannten Nullgruppe, die an keiner Intervention teilnahm, auch eine Kontrollgruppe, für die gleich viele Gymnastikstunden angeboten wurden, wie wir Eurythmiestunden in der anderen Gruppe vorgesehen hatten. Für diesen Teil engagierten wir einen sehr motivierten Sportwissenschaftler, Paul Scheibenpflug, der es gut verstand, die Bauarbeiter für seine Übungen zu begeistern, und auch hilfreich dabei war, ihr Vertrauen für unsere Studie ganz allgemein zu gewinnen. Und um individuelle Unterschiede auszuschließen, tauschten wir nach vier Wochen auch noch Gymnastikgruppe und Eurythmiegruppe. Wer also mit Gymnastik begonnen hatte, bekam nach vier Wochen zweimal wöchentlich Eurythmiestunden, wer mit Eurythmie begonnen hatte, wechselte zur Gymnastik.

So entwickelte sich das Projekt über sechs Monate hinweg, während die Bauarbeiter fleißig an dem vorgesehenen Wohnbau arbeiteten. Mit unseren hochpräzisen Messgeräten beobachteten wir die Herzrhythmusflexibilität der Bauarbeiter für einen Tag pro Woche und untersuchten die objektive vegetative Schlafqualität und viele andere physiologische und psychologische Parameter. Natürlich wurden alle Unfälle der insgesamt 300 Mann starken Firma aufgezeichnet. Was im Ergebnis passierte, übertraf alle unsere Erwartungen und schon gar die unserer Auftraggeber. Bereits in den Einzelmessungen war eine deutliche Verbesserung der Schlafqualität nach wenigen Tagen Eurythmie zu sehen, während die Nullgruppe ihre Schlafqualität im Laufe der Bausaison sogar deutlich verschlechterte. Die Gymnastikgruppe (die mit Eurythmie begonnen hatte) zeigte nach vier Wochen Eurythmie und acht Wochen Gymnastik eine sehr gute Schlafqualität, die sie auch in den weiteren drei Monaten halten konnte. Die Eurythmiegruppe verbesserte ab dem Zeitpunkt, zu dem sie von Gymnastik zu Eurythmieübungen gewechselt war, kontinuierlich ihre Schlafqualität.

Die AUVA hatte aufgrund des aufwändigen wissenschaftlichen Begleitprogramms eine Geldsumme für die Baufirma reserviert, um die Zeitverzögerung, die durch die Messungen und Interventionen zustande kommen würde, zu kompensieren. Tatsächlich wurde dieses Geld nie benötigt, da die Baufirma mit dem Wohnbauprojekt einen Monat *zu früh* fertig wurde. Ich kenne wenige, um ehrlich zu sein: keine andere Baustelle, die das je geschafft hätte.

Nach vier weiteren Quartalen wurden die Daten der Baufirma von einer externen Evaluationsstelle im Auftrag der AUVA ausgewertet. Das Ergebnis: Die Unfallzahlen waren von 3 bis 5 Prozent in den Vorquartalen auf Null zurückgegangen. Das Projekt war das erfolgreichste zur Unfallreduktion, das die AUVA jemals durchgeführt hatte. Anschließend wurde das Baufit-Projekt ohne wissenschaftliche Begleitung im Laufe von zehn Jahren in 86 weiteren Baufirmen umgesetzt. Das heißt, auch dort erhielten die Bauarbeiter regelmäßig Gymnastik- und/oder Eurythmiestunden und es gab eine psychologische Beratung der Leitungsebenen. Die Auswertung ergab hierbei zwar keine so hohe Reduktion der Unfallzahlen wie im wissenschaftlich begleiteten Projekt, aber immerhin kam es zu durchschnittlich 30 Prozent weniger Unfällen.

Ich wurde ins österreichische Parlament eingeladen und stellte bei einer Klausur der damaligen Regierung diese Ergebnisse vor, mit der Bitte, das Programm in möglichst vielen Bereichen umzusetzen. Die beim Vortrag anwesende österreichische Regierungsspitze klopfte mir verbal auf die Schulter, beteuerte aber, dass sie leider kein Geld für irgendwelche außergewöhnlichen Programme hätte. Unser Human Research Institut hat daraufhin berechnet, dass allein in Österreich aufgrund der verringerten Unfallzahlen im Baugewerbe eine Einsparung von etwa 100 Millionen Euro pro Jahr erreicht werden könnte. Eine gewaltige Ersparnis, ganz abgesehen vom menschlichen Leid, dass sich durch die verhinderten Unfälle ebenfalls reduzieren ließe. Auf Deutschland übertragen wäre die errechnete Ersparnis sogar eine Summe von 1 Milliarde Euro pro Jahr.

Interessant waren die Bemerkungen der Bauarbeiter, die für das österreichische Fernsehen und später fürs ZDF gefilmt wurden. Der Bericht im ZDF erschien als »10 years after« im Rahmen einer einstündigen Reportage über den Schlaf. Die an unserem Projekt beteiligten Bauarbeiter berichteten, dass sie zunächst sehr skeptisch waren. Als sie aber die Wirkung unserer Intervention zu spüren begannen, verflog ihre Skepsis. So hatten die Maurer bemerkt, dass sie ohne die Übungen einen schweren Betonziegel etwa fünfmal einrichten mussten, bis dieser seine endgültig passende Position erreicht hatte. Nach den Übungen gelang ihnen bei vielen Ziegeln das Einsetzen in einem Schwung. Ein Bauzimmerer berichtete, dass das Balancieren auf den Dachgerüsten nach den Übungen wesentlich leichter vonstattenging. Und insgesamt war die Stimmung durch das abwechslungsreiche Programm wesentlich gelöster und die Bauarbeiter achteten viel genauer darauf, dass sie einander nicht verletzten, weil sie in den Eurythmieübungen gelernt hatten, achtsam miteinander umzugehen und auf den gemeinsamen Rhythmus zu achten.

Mit Rhythmus-Störgrößen umgehen

Durch die vielfachen Rhythmusstörungen der heutigen Zeit kann unser Leben leicht aus dem Rhythmus kommen. Ein Großteil der Menschen könnte von Rhythmusschulungen profitieren, doch dazu muss – vielleicht über den Verlust der Lebensqualität – zunächst die Einsicht reifen, wie wertvoll der Rhythmus für Leben, Wohlbefinden und Gesundheit ist. Noch erhalten die wenigsten eine solche Schulung. So sind Sie selbst gefordert, einen guten Rhythmus für Ihr Leben zu finden und es so zu gestalten, dass Ihr Organismus von den Rhythmen profitieren kann.

Mehrfach hatte ich schon den Begriff der Rhythmustherapie angesprochen. Dahinter verbirgt sich nichts Kompliziertes, nichts allzu Erstaunliches, nichts, was sich nicht alltäglich leben ließe. Zunächst sind es Dinge, die unsere Vorfahren ganz selbstverständlich taten, indem sie zum Beispiel zu immer gleichen Zeiten aufstanden, aßen und schlafen gingen. Und doch ist es auch etwas ganz Wunderbares: Sie gestalten bewusst am zeitlichen Organismus mit.

Erstmals in der Geschichte arbeitet der Mensch nicht nur durch »Bodybuilding« am körperlichen Leib, sondern auch an seiner zeitlichen Organisation und wird sein eigener Zeit-Architekt. So kann auch hier ein vorübergehender Verlust den Wert des Verlorenen sichtbar machen und langfristig zu einem Gewinn werden. Es werden neue Lösungen für Probleme gefunden, deren wir uns früher gar nicht bewusst waren.

Regelmäßigkeit ist das, was unserem Organismus entgegenkommt und ihn daher bestmöglich arbeiten lässt. Wenn wir bereits aus dem Rhythmus gefallen sind, sollten wir uns daher aktiv um eine solche Regelmäßigkeit im Tagesablauf bemühen. Dafür gibt es viele Übungsmöglichkeiten, wie wir sie beispielsweise mit den Bauleuten gemacht haben. Und schließlich erhält die Kunst eine ganz neue Aufgabe: den verlorenen Rhythmus, die verlorene Zeitlichkeit des Menschen wiederherzustellen. Dazu folgen noch weitere praktische Hinweise.

Wir können nicht ohne und wir können nicht mit: die Technik

Nie zuvor war die Menschheit so stark von der Technik abhängig, wie wir es heute sind. Sie bringt uns viel Erleichterung, hat aber auch ihre Tücken, die uns erst so nach und nach bewusst werden. Dass Bildschirme, LEDs und Energiesparlampen unseren Rhythmus stören, ist leider bislang kaum beachtet worden. Nicht nur verleitet uns die Elektronik dazu, die Nacht zum Tag zu machen. Der von den Geräten meist ausgestrahlte blaue Anteil im Licht stört unsere für die Erholung wesentliche Melatoninproduktion (siehe Seite 19). Da die moderne Technik uns das Leben aber auch bequemer macht und uns viele Dinge und Informationen zur Verfügung stellt, die wir früher nicht hatten, sollten wir Wege finden, möglichst gesundheitsschonend mit ihr umzugehen.

Ihr Computerbildschirm ist tatsächlich eine mögliche Quelle für Rhythmusstörungen: Die meisten Bildschirme strahlen Licht mit einem hohen Blauanteil aus, der für Ihre Rhythmen insbesondere am Abend ungünstig ist. Sie können diesen Blauanteil begrenzen, indem Sie das Programm f.lux auf Ihrem Computer installieren. Es ist kostenlos (*https://justgetflux.com/*) und regelt den Blauanteil mit Sonnenuntergang oder zu einer gewünschten Zeit zurück. Sie sehen dies an einer Gelbfärbung des Bildschirms. Noch besser ist die klassische Bernsteinfolie, die von unseren Großmüttern vor den damaligen Schwarzweiß-Fernseher gehängt wurde. Sie blockt die blauen Anteile des Lichts ab und ermöglicht eine störungsfreie Arbeit vor dem Computerbildschirm auch am Abend.

Ein weiterer Tipp zu Computerbildschirm und Fernseher: Schaffen Sie ein helles Umfeld rund um den Bildschirm durch eine Hintergrundbeleuchtung, die allerdings keine LED-Beleuchtung sein, sondern von einer Glühbirne oder von Halogenlicht kommen sollte. Ihre Pupillen werden dadurch kleiner, und es kommt weniger Licht vom Computerbildschirm zur Netzhaut, insbesondere in den peripheren Bereichen, wo viele circadiane Sehzellen zu finden sind. Auch dadurch mindern Sie die Wirkung des Bildschirmlichts, das auf Ihre Netzhaut fällt.

Wenn Sie ein iPhone oder iPad besitzen, können Sie in den Einstellungen unter »Anzeige und Helligkeit« den »Night Shift«-Modus anwählen und dort einstellen, wann der Blauanteil des Bildschirms reduziert wird. 8 Uhr abends bis 7 Uhr morgens ist eine vernünftige Einstellung für unsere Breiten. Apple hat offensichtlich erkannt, dass große Schadensersatzzahlungen auf die Firma zukommen können, wenn keine Maßnahmen zur Begrenzung der Rhythmusstörungen getroffen werden, und hat seit System 9 diesen »Night Shift«-Modus eingebaut.

Nacht- und Schichtarbeiten verträglich gestalten

Zum Glück gilt in der Chronobiologie eine Regel, die das Leben etwas leichter macht: »Einmal ist keinmal.« Wenn Sie also *eine* Nacht durchmachen, wird Ihre Gesundheit davon wenig beeinträchtigt. Wenn Sie das in Folge ein zweites Mal wiederholen, merken Sie zumindest eine deutliche Verschlechterung des

Wohlbefindens. Diese Regel können Sie nutzen, wenn Sie zum Beispiel gelegentlich nachts arbeiten müssen. Es sollte dann so viel Zeit wie möglich zwischen den einzelnen Nachtschichten vergehen, sodass der Organismus in den normalen Tagesablauf eingeordnet bleibt und die *eine* wache Nacht als Ausnahme kompensieren kann. Das können sich aber natürlich nur Menschen einrichten, die über ihre Arbeitszeiten selbst bestimmen können wie beispielsweise Selbstständige.

Eine andere Möglichkeit ist das längere Verbleiben in einer Schicht, zum Beispiel für mehrere Monate oder ein Jahr, wie dies Nachtportiere und andere in Nachtberufen Tätige gelegentlich machen. Bei ihnen ist kein erhöhtes Gesundheitsrisiko feststellbar, im Gegensatz zu Wechselschichtarbeitern (siehe Seite 21 ff.).

Eine dritte Möglichkeit, gut mit nächtlichem Arbeiten umzugehen, wurde in chronobiologischen Studien gefunden. Sie basiert auf der Tatsache, dass insbesondere bei Abendmenschen der eigene Rhythmus etwas länger dauert als der geologische Tag. Wenn man nun die Arbeitsschicht jeden Tag um eine Stunde später beginnen lässt, kann man diese innere 25-Stunden-Rhythmik nutzen, um in der Schichtarbeit jede Tageszeit durchlaufen zu können, ohne dass man die gravierenden Folgen der Schichtumstellung spürt. Die Arbeit würde also zum Beispiel am ersten Tag um 7 Uhr morgens beginnen, am nächsten um 8 Uhr, am dritten um 9 Uhr und so weiter, bis alle Tageszeiten durchlaufen sind. Dann beginnt es wieder von vorn. Eine gesamte Belegschaft könnte so mehrschichtig arbeiten, ohne dass Einzelne heftige Rhythmuswechsel erdulden müssten.

Sicher, solche Vorschläge klingen zunächst ungewöhnlich. Doch aus chronobiologischer Sicht wird es Zeit, hier grundlegend umzudenken. Leider kann man bisher wenig Bereitschaft sehen, solche innovativen Schichtmodelle umzusetzen, da das Wissen über die Folgen herkömmlicher Schichtarbeit sehr wenig verbreitet ist. Vielleicht kann auch dieses Buch dazu beitragen, das Bewusstsein und die Bereitschaft für neue Arbeitszeitmodelle zu wecken, insbesondere auch bei Vertretern der Belegschaften, die ein besonderes Interesse an der Gesundheit ihrer Klienten haben sollten.

Jetlag »umfliegen«

Die meisten Menschen unternehmen heute gelegentlich oder häufiger Fernreisen, die über verschiedene Zeitzonen führen. Dabei entsteht bekanntermaßen Jetlag, da die Eigenzeit des Organismus nicht mehr mit der Zeit des Zielortes übereinstimmt. Wie wir schon gehört haben, kann chronischer Jetlag schwerwiegende gesundheitliche Folgen haben, ähnlich wie Wechselschichtarbeit. Insbesondere gilt dies, wenn mehr als drei Zeitzonen überschritten werden.

Auch die Umstellung der Zeit im Frühjahr und im Herbst, ursprünglich aus Energiespargründen eingeführt, ist ein kleiner Jetlag von einer Stunde vorwärts im Frühjahr und einer Stunde rückwärts im Herbst. Wir wissen heute, dass nicht nur keine Energie durch diese Zeitumstellung eingespart wird und sogar hohe Kosten damit verbunden sind, sondern dass auch die Unfallzahlen und Herzinfarkte in den Tagen um die Zeitumstellungen herum deutlich zunehmen. Alle mir bekannten Chronobiologen sind sich darin einig, dass die Zeitumstellung auf Sommer- bzw. Winterzeit nicht nur überflüssig ist, sondern auch eine vorübergehende Beeinträchtigung der Gesundheit mit sich bringt, insbesondere bei Menschen, deren Widerstandskraft durch Alter oder Krankheit bereits geschwächt ist. Die folgenden Regeln lassen Sie auch diese kleine Zeitumstellung zumindest leichter ertragen, auch wenn sie sich vorrangig auf den Jetlag durch Fernreisen beziehen.

Ich möchte Ihnen aus eigener Erfahrung einige Tipps dazu geben, wie Sie mit Jetlag leichter fertig werden: Wichtig ist, den Organismus möglichst schnell in die neue Zeitzone zu bringen. Wenn Sie also zum Flughafen kommen, stellen Sie die Uhr und das Mobiltelefon so rasch wie möglich auf die Zeit des Zielortes um. Bei Antritt des Fluges sollten Sie zugleich auch mental voll auf die neue Zeit eingestellt sein und nicht mehr zurückdenken, wie spät es jetzt zu Hause ist. Ähnliches gilt bei der Umstellung auf die Sommer- bzw. Winterzeit: Am besten lassen Sie an dem betreffenden Märzwochenende die Winterzeit sofort hinter sich, im Oktober hingegen die Sommerzeit.

Beim Reisen wäre es hilfreich, wenn die Fluggesellschaften die Mahlzeiten bereits im Rhythmus des Zielortes anbieten würden, da wir inzwischen wissen, dass Mahlzeiten ein wichtiger Zeitgeber sind. Was Sie aber beeinflussen können: Versuchen Sie, im Flugzeug so viel wie möglich zu schlafen. Die Symptome des Jetlags werden durch Schlafdefizit verstärkt, und es ist sehr hilfreich, wenn Sie ein eventuell vorhandenes Schlafdefizit abbauen können oder sogar ein bisschen vorausschlafen, was zwar laut gängiger Lehrmeinung der Schlafmedizin nicht möglich sein soll, aber meiner eigenen Erfahrung nach durchaus sinnvoll ist.

Wenn Sie nach Osten fliegen, zum Beispiel nach Japan, werden Sie am Zielort im Vergleich zum Abflugort später ankommen. Wenn Sie daher im Flugzeug viel schlafen, haben Sie sich bereits an die (spätere) Uhrzeit des Zielortes angepasst. Fliegen Sie nach Westen, also zum Beispiel in die USA, so kommen Sie früher an, als es Ihrem Abflugort entspricht. In diesem Fall werden Sie den darauffolgenden langen Tag leichter überstehen, wenn Sie schon im Flugzeug gut geschlafen haben. In beiden Fällen bringt also der Schlaf während des Fluges Erleichterung und eine Anpassung an den Zielort.

Um gut schlafen zu können, kann es sinnvoll sein, sich ein Reisekissen mitzubringen, das den Kopf stabilisiert, sodass Sie keine Nackenschmerzen bekommen.

Auch eine Augenbinde kann hilfreich sein, da die heutigen Flugbeleuchtungen meistens aus LEDs bestehen, die den Schlaf stören.

Wenn Sie zwischendurch aufwachen oder gar nicht erst einschlafen können, versuchen Sie, ein wenig im Gang auf und ab zu gehen, da die Flugsitze heute so eng sind, dass sie die Venen abschnüren, was zu Kreislaufproblemen führen kann. Am Sitz können Sie die Schuhe ausziehen und versuchen, die Zehenspitzen abwechselnd nach oben zu ziehen und nach unten zu strecken. Bewegung aktiviert die sogenannte Muskelpumpe, die das Blut zum Herz zurückbringt und auch für den Abfluss der Lymphe im Gewebe sorgt.

Danach können Sie wieder versuchen, einzuschlafen, oder etwas lesen, bis Sie müde genug sind.

Auch exzellente Flugschläfer sollten nicht vergessen, bei Langstreckenflügen zwischendurch immer wieder aufzustehen und für Bewegung zu sorgen, am besten alle anderthalb bis zwei Stunden.

Vergessen Sie auch nicht, genügend zu trinken, da die Luft in Flugzeugen sehr trocken ist. Außerdem wird der Kabinendruck auf eine Höhe von 2500 Meter über dem Meeresspiegel eingestellt, sodass Wasser leichter verdunstet als am Boden und Sie dadurch stärker austrocknen. Wenn Sie nicht genug trinken und sich nicht bewegen, kann die erhöhte Konzentration des

Blutes zu Blutgerinnseln führen, die Ihre Gesundheit wirklich ernstlich beeinträchtigen könnten. Wählen Sie aber auch keine gesüßten Getränke, da dies Ihr Mikrobiom und Ihren Stoffwechsel in Probleme bringen könnte, sondern eher stilles Mineralwasser. Auch zu viel Kaffee sollten Sie nicht trinken, da es sonst nichts mit dem Einschlafen wird und Kaffee zudem entwässernd wirkt.

Am Zielort sollten Sie wieder möglichst rasch Kontakt mit der Natur aufnehmen, sodass Sie die natürliche Zeit des Ortes in sich aufnehmen können: ein kurzer Spaziergang im Freien, vielleicht in einem Park, das Licht bewusst wahrnehmen und realisieren, wo man sich befindet.

Wenn Sie am Abend nicht einschlafen können, nehmen Sie ein möglichst warmes Bad oder duschen möglichst heiß, das öffnet die Gefäße und senkt den Blutdruck. Dieses Absinken des Blutdrucks wird als Müdewerden erlebt, und diese Müdigkeit sollten Sie ausnutzen, um in den Schlaf hineinzukommen. Auf das warme Bad reagiert der Organismus außerdem mit aktiver Abkühlung, und auch dieser Effekt hilft beim Einschlafen. Ganz besonders leicht geht dies, wenn Sie zum Beispiel in Japan die Möglichkeit haben, eines der heißen Bäder zu genießen, die dort vor allem in traditionellen Hotels rund um die Uhr angeboten werden. Bei Reisen nach Japan hat mir das ausgezeichnet geholfen, wenn ich um 3 Uhr morgens aufwachte und nicht wieder einschlafen konnte: 10 Minuten im heißen Furo (Zedernholzbadewanne) eines traditionellen Rijokans (Gästehaus) versetzten mich nach Rückkehr ins Bett binnen weniger Minuten in den Tiefschlaf. Ein kräftiges Frühstück am Morgen hilft dann nach dem Aufwachen, um die Umstellung auf den Zielort in kurzer Zeit zu schaffen.

Die (eu)rythmische Hausapotheke

Gezielte Rhythmusübungen helfen uns, wenn wir bereits aus dem Rhythmus gefallen sind oder ihn uns lange erhalten wollen. Ich möchte Ihnen dafür einige Möglichkeiten vorstellen, die Sie leicht in Ihren Alltag einbauen können.

Ein kleiner Basiskurs in Eurythmie

Speziell die Eurythmie haben wir nicht nur, wie beschrieben, bei Bauarbeitern, sondern in vielen Projekten mit großem Erfolg in der betrieblichen und schulischen Gesundheitsvorsorge und zur Verbesserung der Schlafrhythmik eingesetzt. Sie ist eine Form des Ausdruckstanzes, die am Beginn des 20. Jahrhunderts von Rudolf Steiner und Lory Maier-Smits entwickelt wurde. Sie wird heute in Waldorfschulen für Kinder, aber auch als Therapie für Erwachsene vielfach verwendet. Sie können diese Methode als Einzelperson oder in einer Gruppe nutzen. Im Folgenden beschreibe ich ein paar einfache Übungen, um Ihnen eine Vorstellung davon zu geben, wie die Methode arbeitet. Vielen Dank an die Eurythmistin Tanja Baumgartner, die diese Übungen auf fachliche Richtigkeit durchgesehen hat!

Einzelübung
Wahrnehmung und Empfindung von Lauten

- Verschiedene Laute lösen unterschiedliche Empfindungen bei uns Menschen aus. Ein gesprochenes »A« wirkt anders als ein »I« oder ein »O«.

- Stellen Sie sich für die Übung bequem hin, die Füße sind schulterbreit auseinander, die Arme hängen entspannt herunter. Schließen Sie die Augen und sagen Sie laut und deutlich: »Aaaa«. Welche Stimmung, welche Empfindung löst das bei Ihnen aus?

- Wenn wir über etwas staunen, kann uns auch ohne Eurythmie schon mal ein »Aaaa« entschlüpfen.
So verbindet die Eurythmie das »Aaaa« bewusst mit dem Gefühl des Staunens. Beim Aussprechen können Sie als zugehörige Bewegung die Hände zur Mitte des Körpers bringen und langsam V-förmig nach oben auseinanderbewegen. Probieren Sie es einmal aus:
Sie bewegen Ihre Hände vor das Herz und während Sie »Aaaa« sagen, gehen Arme und Hände langsam nach oben, bis sie ein großes V bilden. Was empfinden Sie nun? Hat sich Ihre Empfindung für das A verstärkt? Legen Sie diese Empfindung so intensiv wie möglich in die Geste hinein, wenn Sie die Übung nun mehrfach wiederholen. Verleihen Sie also dem Erstaunen und Ihrer Empfindung in dem »Aaaa« und der Geste Ausdruck! Stehen Sie nach jeder Wiederholung mit dem »Aaaa« wieder entspannt.

- Sprechen Sie nun nach einigen »Aaaa« ein »Iiii« aus. Gibt es einen Unterschied in der Empfindung gegenüber dem A? In der Eurythmie bewegen Sie zum Sprechen des »Iiii« die rechte oder linke Hand nach oben, bis Sie ganz ausgestreckt stehen, wie ein I. Probieren Sie das aus, während Sie laut und deutlich »Iiii« sagen.

Nun haben Sie bereits zwei Laute ausprobiert, und ich hoffe, dass Sie den Empfindungsunterschied zwischen beiden bemerken konnten. Wenn Sie sich näher mit Eurythmie beschäftigen wollen, so rate ich Ihnen, Kontakt mit einer Waldorfschule in Ihrer Nähe aufzunehmen, meist bieten die dort arbeitenden EurythmistInnen Erwachsenenkurse an oder es gibt sogar eine Heileurythmistin, bei der Sie Einzelstunden nehmen können. Die Adresse des Verbandes der EurythmistInnen finden Sie im Serviceteil des Buches.

Im BauFit-Projekt und auch in den Projekten mit Lehrerinnen und medizinischem Personal haben wir meist Gruppeneurythmie angewendet. Die dabei eingesetzten Übungen basieren auf den Basisübungen, enthalten aber noch komplexere Elemente, die nur in einer Gruppe möglich sind und ein Zusammenspiel der Teilnehmenden fördern. Am Beispiel des »Wasserfalls« möchte ich Ihnen die Wirkungsweise vorstellen: Die Teilnehmer stehen locker im Kreis, sodass genügend Platz für die Bewegung jedes Einzelnen ist. In ihren Händen halten sie Kupferstäbe, die während der Übung bewegt und teilweise geworfen und wieder aufgefangen werden. Am Beginn der Übung werden die Stäbe waagerecht mit beiden Händen vor den Körper gehalten, dann mit gestreckten Armen langsam nach oben bewegt, bis sie über dem Kopf sind. Dann gehen sie leicht nach hinten und bis auf Schulterhöhe herunter, und hinter dem Rücken werden die Stäbe fallen gelassen. Die Hände werden dabei blitzschnell nach unten bewegt und fangen sie hinter dem Rücken wieder auf. Nun wird der Stab über links nach vorn bewegt, zweimal hin und her und dann diagonal zu einem vorher bestimmten Partner in der Gruppe geworfen. Dieser hat zeitgleich selbst einen Stab in Richtung des anderen Teilnehmers geworfen und fängt nun den ankommenden Stab auf. Dieser wird noch zweimal senkrecht stehend hin und her bewegt und dann an den Nachbarn in der Gruppe weitergegeben. Nun beginnt der Zyklus von Neuem.

Während der Übung wird von der Eurythmistin, die das Ganze anleitet, ein rhythmisches Gedicht rezitiert, zum Beispiel im Versmaß des Hexameters. Dessen Rhythmik kommt dabei wie von selbst in die Bewegungen und in die Atmung der Teilnehmer.

Wie wir in unseren Studien festgestellt haben, führen solche Übungen zu einer deutlich verbesserten Zusammenarbeit in der Gruppe. Die Teilnehmer lernen, aufeinander zu achten und einzugehen und aus den Augenwinkeln alle Bewegungen zu beobachten – die periphere Wahrnehmung und damit die Aufmerksamkeit und Achtsamkeit wird geschult. Wahrscheinlich war das, neben der Verbesserung der Schlafqualität, ein wichtiges Element für den Erfolg bei der Unfallverhütung, die wir im BauFit-Projekt erzielen konnten. Am Beginn der Versuchszeit war dieses Aufeinandereingehen noch sehr schwach ausgeprägt und man konnte ununterbrochen fallende Kupferstäbe und entsprechende Flüche der Bauarbeiter hören. Nach wenigen Tagen Übung war jedoch ein immer besseres Zusammenspiel der Gruppe in der Eurythmie zu beobachten, dass sich auch auf das Miteinander bei der Arbeit auswirkte.

Das innere Lächeln

Man kann im Leben verschiedene Strategien entwickeln, mit Leid – und ein unrhythmisches Leben bedeutet Leid – umzugehen. Unsere abendländische Kultur legt großen Wert auf Leid. Menschen, die viel durchlitten haben, wurden oder werden als Märtyrer verehrt und genießen hohe Achtung. Da Leid eine sehr subjektive Angelegenheit ist, kann für den einen ein Leben wunderschön sein, das vom anderen als sehr leidvoll erlebt wird.

Doch muss das überhaupt sein, dass wir so oft leiden? Vielleicht wäre es auch möglich, so manches Leid als nur scheinbares Leid zu erkennen, darüber zu lächeln und freudvoller zu leben, egal, wie die äußeren Umstände sind. Ich würde Sie gern auf eine Reise ans Ende des Leidens mitnehmen, in der Sie lernen, sich von unnötigem persönlichen Leiden weitgehend zu verabschieden und sich auf die schönen Seiten des Lebens und der Mitmenschen zu fokussieren.

Ein wesentlicher Schritt dazu wurde vor langer Zeit in Asien entwickelt und heißt »das innere Lächeln«. Dirk Oellibrandt, ein belgischer Lehrer des Tao Yoga, hat in einem seiner Seminare geschildert, wie leicht man das innere Lächeln lernen kann, und ich möchte Ihnen diese Übung weitergeben.

Übung
Das innere Lächeln

- Nehmen Sie einen Spiegel, den Sie vor sich auf den Tisch stellen (zur Not tut es auch der Badezimmerspiegel). Setzen Sie sich bequem davor und blicken Sie hinein. Wie schauen Sie jetzt gerade?

- Nun bewegen Sie mit den Zeigefingern der rechten und linken Hand die Mundwinkel vorsichtig nach oben. Vielleicht zunächst nur auf einer Seite, damit Sie nicht zu viel auf einmal lächeln müssen? Bemerken Sie, wie sich Ihre Stimmung bereits jetzt schon zum Positiven verändert? Ich hoffe, Sie müssen jetzt lachen, und damit haben Sie bereits den ersten Schritt zum inneren Lächeln getan.

- Beim inneren Lächeln erzeugen Sie das Lächeln nun vor allem in sich drinnen. Probieren Sie auch das aus: Versuchen Sie, innerlich zu lächeln. Als hätten Sie ein Lächeln auf Ihren Lippen, das sich langsam ausbreitet und Sie froh werden lässt.

- Blicken Sie nun noch einmal in den Spiegel: Äußert sich das innere Lächeln vielleicht sogar in Ihren Mundwinkeln oder den Augen?

Humor ist die wichtigste Fähigkeit, mit der Sie Leid besiegen können. Wirklich große Menschen zeichnen sich in der Regel dadurch aus, dass sie über sich selbst und auch in tragischen Situationen lächeln können. Nur ein Beispiel dafür: Gregory Bateson, der große amerikanische Biologe und Anthropologe, wünschte anstelle eines Begräbnisses eine Meeresbestattung seiner Asche. Als er 1980 starb, erfüllte ihm seine Witwe Lois Cammack, eine Therapeutin und Sozialarbeiterin, diesen Wunsch und machte sich mit einigen Freunden in einem Boot auf, um die Asche Gregorys im Pazifik zu verstreuen. Es war an diesem Tag etwas windig und gerade in dem Moment, als sie sich anschickte, die Asche ins Meer zu werfen, fuhr ein Windstoß unter ihren Rock und wirbelte ihn nach oben. Sie strich den Rock nach unten und sagte mit einem Lächeln: »Gregory, bitte lass das!«

Wie jede Fähigkeit, die Sie stärken und behalten wollen, muss auch das innere Lächeln geübt werden. So oft Sie können, sollten Sie dieses innere Lächeln in sich zulassen und fördern (vielleicht mit Ausnahme der Einreise in die USA, wenn Sie gerade beim amerikanischen Sicherheitspersonal stehen). In der Straßen- oder U-Bahn beispielsweise sollten Sie zulassen, dass Sie plötzlich lächeln. Dann wird etwas ganz Wunderbares passieren: Ein anderer Mensch, den Sie dabei zufällig ansehen, wird zurücklächeln! Zunächst werden Sie verwundert sein, warum so viele Menschen plötzlich lächeln. Doch immer mehr Menschen, die zuerst finster ausgesehen haben, sorgenvoll, mit Falten auf der Stirn, werden Sie plötzlich anlächeln. Das ist die Magie des inneren Lächelns. Probieren Sie es selbst aus, ich wünsche Ihnen viel Freude damit!

Die Fähigkeit, Zeit zu haben

Ein gesunder Lebensrhythmus hat auch viel mit der Fähigkeit zu tun, Zeit zu haben. Es ist tatsächlich eine Fähigkeit – eine zudem, die sich erlernen lässt. Dazu müssen Sie sich zunächst Zeit nehmen. Wenn Sie sich etwas vornehmen, versuchen Sie einmal, 20 bis 30 Prozent mehr Zeit dafür einzuplanen, als Sie eigentlich vorhatten. Denken Sie zum Beispiel an die Pausengestaltung, die wir bereits besprochen haben. Setzen Sie also für eine Aufgabe die Zeit an, die Sie glauben, dafür zu brauchen, und geben Sie dann noch 20 bis 30 Prozent für Pausen dazu.

Erledigen Sie die Aufgabe nun liebevoll und mit Hinwendung. Ich möchte Ihnen das am Beispiel des Kochens näher erläutern. Wenn Sie dabei das erste Mal probieren, die Tätigkeit liebevoll und mit Hinwendung auszuführen, werden Sie staunen, wie anders das Erleben und vielleicht sogar das Ergebnis Ihres Einsatzes ist. Spüren Sie nicht nur bewusst alle Handgriffe und riechen Sie die Zutaten, überlegen Sie auch einmal, wie viel Arbeit notwendig war, damit die Frucht oder das frische Gemüse vor Ihnen liegen kann: Der Boden musste vorbereitet werden, Licht und Wetter mussten passen, die Pflanzen gesät, gesetzt, gegossen, gepflegt und geerntet werden. Die schönsten Früchte wurden für den Verkauf ausgewählt, und nun können Sie das genießen, was viele Menschen zuvor für Sie vorbereitet haben. Dafür könnten Sie doch eigentlich dankbar sein, oder?

Ich möchte Ihnen eine Dankbarkeitsübung beschreiben, die Sie während der Zubereitung des Essens durchführen können. Während Sie putzen und schnippeln, rühren und würzen:

- Bedanken Sie sich innerlich bei den Menschen, die diese Gemüse und Getreide, dieses Obst und diese Früchte angebaut und vorbereitet haben.

- Bedanken Sie sich bei der Sonne, die die Früchte hat reifen lassen, bei dem Wasser, das geholfen hat, das Fruchtfleisch zu bilden, bei den Mikroorganismen, die den Boden aufbereitet haben, bei den Pflanzen, die Ihnen diese wunderbaren Früchte geschenkt haben. Naturvölker haben diesen Teil der Dankbarkeitsübung übrigens schon vor langer Zeit regelmäßig gemacht.

- Bedanken Sie sich auch bei den Fahrern, die mit Lastwagen oder Zügen die wertvolle Fracht vom Erzeugungsort dorthin brachten, wo Sie sie gekauft haben.

- Seien Sie sich dessen bewusst, dass es notwendig war, Straßen und Eisenbahnen oder auch Schiffe zu bauen, damit diese Früchte ihren Weg zu Ihnen finden. Danken Sie auch den Menschen, die das, oft unter großen Mühen und Gefahren, getan haben.

Wenn Sie das ein paar Mal machen, wird sich in Ihrem Erleben und wahrscheinlich auch in Ihrem Leben einiges verändern. Sie werden erkennen, wie viele Lebewesen zusammenarbeiten, damit Sie so bequem und komfortabel leben können, wie Sie das derzeit tun. Sie werden verstehen, dass das menschliche Leben ein großes Geschenk ist. Sie werden wahrscheinlich auch nicht mehr über die hohen Preise von wirklich guten Lebensmitteln jammern, da Sie einsehen werden, wie viel Arbeit und Mühe in ihnen steckt. Sie werden viel mehr von dem wahrnehmen, was Sie zubereiten und was Sie essen, weil Sie sich die Zeit genommen haben, dankbar dafür zu sein und bewusst damit umzugehen. Weil dies eine so bewusste Zeit ist, ist es auch eine sehr wertvolle Zeit. Es ist die Zeit *Ihres* Lebens.

Das Paradox ist: Wer sich Zeit nimmt, um wirklich die Gegenwart wahrzunehmen und zu spüren, der hat damit auch sofort das Gefühl, Zeit zu haben. Üben Sie sich in dieser Fähigkeit, auch das wird Ihr Leben rhythmischer machen.

Vielleicht haben Sie auch schon bemerkt, dass Menschen wesentlich netter sind, wenn sie Zeit haben, als wenn sie gestresst sind. Der gleiche Chef, der seine Mitarbeiter in gestresstem Zustand anschreit, kann im Privatleben oder bei der Weihnachtsfeier der netteste Mensch sein. Wie ist das bei Ihnen? Wie viel mehr Freude haben Sie in Phasen, in denen Sie sich etwas treiben lassen können und Zeit für sich und Ihre Mitmenschen haben? Und wie viel enger wird alles, wenn Sie unter Stress stehen?

Manche Menschen haben aus diesem Grund ihren Managerberuf aufgegeben und sind Landwirte geworden oder haben sonst einen Beruf gewählt, in dem sie mehr Zeit hatten und selbst über ihr Leben bestimmen konnten. In manchen Fällen mag dies notwendig sein, meistens können wir uns aber einfach in unserem Alltag mehr Zeit für das nehmen, was uns wirklich wichtig ist. Auch damit kann sich das eigene Erleben zum Positiven verändern, und viele Menschen staunen, wie viel Erfüllung auch in ihrem bisherigen Beruf oder ihrer bisherigen Tätigkeit möglich ist und wie viel Überflüssiges und Unnotwendiges im Leben weggelassen werden kann.

Das Dankbarkeitstagebuch

Dankbarkeit ist ein mächtiger Schlüssel zu einem erfüllten Leben. Vor etwa 15 Jahren haben die Psychologen Robert A. Emmons und Michael E McCullough in einer Reihe von Studien gezeigt, dass das Führen eines sogenannten Dankbarkeitstagebuchs zu einer deutlichen Steigerung des subjektiven Glücklichseins führen kann. Zunächst verglichen sie drei Gruppen von Studenten, die jeweils drei Aufgaben für die Dauer von zehn Wochen erhielten: Gruppe eins sollte am Ende jeder Woche fünf Dinge aufschreiben, für die sie wirklich dankbar war. Das konnte ein wunderschöner Sonnenuntergang sein, die Großzügigkeit von Freunden oder die Freude darüber, leben zu dürfen. Gruppe zwei sollte jede Woche fünf unangenehme Dinge aufschreiben, die in der Zeit passiert waren: Schwierigkeiten bei der Parkplatzsuche, Probleme mit der Steuer oder das Anbrennen der Nudeln beim Kochen. Die dritte Gruppe schließlich führte einfach ein Tagebuch, in dem sie fünf Dinge ohne spezielle Färbung notierte.

Als die zehn Wochen vorüber waren, zeigte sich ein deutlicher Unterschied zwischen den Gruppen: Die Studenten in der Dankbarkeitsgruppe fühlte sich um 25 Prozent besser als die der anderen beiden Gruppen. Aber nicht nur das: Sie bewegten sich auch im Durchschnitt eineinhalb Stunden mehr pro Woche als die anderen, obwohl am Beginn der Studie alle drei Gruppen auch hierin vergleichbar waren.

Den Psychologen war dieses Ergebnis nicht ganz geheuer, da Dankbarkeit ja auch eine gewisse Abhängigkeit erzeugen kann, vor der nicht nur Psychologen große Angst haben. Also wurde die Studie wiederholt und diesmal wurde als Vergleichsgruppe zur Dankbarkeitsgruppe eine Gruppe aufgenommen, die jede Woche notierte, was sie *besser* gemacht hatte als ihre Kommilitonen. Die Idee war, dass die Teilnehmer dieser Gruppe sich wahrscheinlich besser fühlen dürften, ohne Dankbarkeit empfinden zu müssen. Das Ergebnis zeigte aber, dass es wirklich die Dankbarkeit ist, die glücklich macht: Nur die Dankbarkeitsgruppe zeigte wieder signifikant höhere Glückswerte in der Nachuntersuchung.

Eine weitere Studie wurde mit Menschen durchgeführt, die im Gegensatz zu den Teilnehmern der ersten beiden Untersuchungen nicht gesund waren, sondern an neuromuskulären Erkrankungen mit Lähmungserscheinungen und Muskeldystrophien litten. Sie hatten also objektiv gesehen viele Gründe, unglücklich zu sein. Doch bereits nach drei Wochen bestätigte sich auch bei diesen Menschen die positive Wirkung der Übung: Die Dankbarkeitsgruppe war insgesamt nicht nur zufriedener mit ihrem Leben und optimistischer, was ihre nahe Zukunft betraf, sie zeigte auch eine bessere Schlafqualität, was, wie Sie bereits wissen, von größter Bedeutung für ein gesundes und rhythmisches Leben ist. Meine Empfehlung lautet daher: Fokussieren Sie sich auf das Positive und notieren Sie regelmäßig, wofür Sie dankbar sind.

Die rhythmische Gestaltung des täglichen Lebens

Architekten wirft man ja manchmal vor, dass sie zu hohe Erwartungen an die gesellschaftlichen Auswirkungen ihrer Bauten hätten. Durch schöne und funktionelle Bauten, also die bewusste architektonische Gestaltung des Raumes glauben sie, die Welt zum Besseren verändern zu können und Gutes für die Menschen zu tun. Und tatsächlich kann Raum sehr viel beeinflussen: die Stimmung der Menschen, ihre Kommunikationsmöglichkeiten, ob sie sich wohlfühlen, ob sie anderen Menschen begegnen oder nicht, und vieles mehr.

Was wir mit der Anwendung der Chronobiologie anstreben, ist eine Architektur der Zeit. Wir können sozusagen schöne und funktionelle Zeiträume schaffen – oder auch nicht. So gesehen kann gestalteter Rhythmus tatsächlich vieles von dem bewirken, was auch Architekten können. Gemeinsam werden wir dem vierdimensionalen Raum-Zeit-Kontinuum, in dem wir uns als Menschen bewegen, gerecht. Die ersten drei Dimensionen werden von der Natur und von den Architekten (mit-)gestaltet, die vierte, die Zeit, gestalten wir selbst.

Dabei dürfen wir nicht vergessen, dass die Zeit eine ganz andere Qualität hat als der Raum, auch wenn sie heute vielfach verräumlicht dargestellt wird, zum Beispiel im Ziffernblatt einer Uhr. Stark abstrahiert kann die Zeit auch digital als Zahl angezeigt werden, das verleitet allerdings dazu, den Überblick über den Zeit*raum* zu verlieren, und es führt sogar dazu, dass wir unpünktlich werden.

Die ursprüngliche und verständlichste Art, Zeit zu erleben,

sowohl in Bezug auf ihre rhythmische Komponente wie auch in Bezug auf ihre Qualität des Fortschreitens, ist wohl die Musik. In frühen Physiologiebüchern wurde der Hörsinn tatsächlich als »eigentlicher Zeitsinn« bezeichnet. Die Überbetonung der optischen Welt, die wir heute durch die digitalen Medien erleben, dürfte wohl auch mitverantwortlich dafür sein, dass die Zeit und auch das aufmerksame Hören in unserem Bewusstsein nicht mehr die Rolle spielen, die beide in frühen Kulturen offensichtlich hatten.

Für den frühen Menschen war der Hörsinn extrem wichtig, denn er warnte ihn vor unerwarteten Angriffen und ermöglichte Orientierung auch im Dunkeln. Im modernen Naturmentoring wird das aufgegriffen, wenn man beim Wandern auf die Geräusche achtet, die in der Umgebung sind: die Vogelgesänge, die Warnrufe, knackende Ästchen, Rascheln im Laub. Wer dafür aufmerksam wird, erfährt die Landschaft völlig anders als jemand, der unachtsam durchs Gelände schlendert. Vielleicht merkt er, dass in einer bestimmten Richtung Vögel unruhig werden – und kurze Zeit später taucht aus genau dieser Richtung ein Jogger auf. Aus einer anderen Richtung ertönt der innige Gesang einer Amsel. Daher weiß der aufmerksame Hörer, dass aus dieser Richtung keine Störung durch Raubtiere (Katzen) oder Jogger zu erwarten ist. Menschen haben früher dieses Klangumfeld dauernd bewusst in sich aufgenommen. Es war für ihre Sicherheit und auch für ihre Jagderfolge von größter Bedeutung und mindestens so wichtig wie das, was sie mit ihren Augen gesehen haben.

Klang öffnet auch, über den Hall, einen akustischen, also über das Gehör gehenden Zugang zum Raum. Wenn wir uns in einem großen Raum befinden, ist unser Raumgefühl auch bei verbundenen Augen ein ganz anderes als in einem engen Raum, sobald Töne oder Musik erklingen. Klang erklingt im Raum und verhallt in der Zeit. So verbindet er Raum und Zeit.

Musikalischer Klang ist in besonderem Maße ein zyklisches Ereignis, insbesondere in der westlichen Musik. Die Klänge von Musikinstrumenten verbinden den Grundton mit Obertönen, alle Teiltöne sind ganzzahlige Vielfache des Grundtones, und je eindeutiger die Ganzzahligkeit ist, desto reiner klingt das Musikinstrument. Wie wir in unseren Forschungen herausgefunden haben, gibt es einen engen Zusammenhang zwischen den Klangbereichen der Musik und denen unseres Körpers. Unser Gehör vernimmt ja Töne im Bereich von 16 Hertz bis zu 20 000 Hertz, das heißt Schallschwingungen, die 16 bis 20 000 Mal pro Sekunde schwingen. Nur im Bereich von etwa 16 bis 1000 Hertz allerdings empfinden wir Grundtöne der Musik als musikalisch, der darüberliegende Bereich ab 1000 Hertz ist den Obertönen reserviert. Ziemlich genau in diesem Bereich von etwa 10 bis 1000 Hertz schwingen die einzelnen Zellen und Zellbereiche unseres Nervensystems. Das heißt unser Nervensystem zeigt genau in diesem musikalischen Tonbereich elektrische Aktivität. Es ist sehr wahrscheinlich, dass Musik auf das Nervensystem über Resonanz, also das Mitschwingen wirkt.

Nun gibt es in der Musik nicht nur einzelne Töne, sondern auch Schlag und Takt, die das von uns empfundene Tempo der Musik bestimmen. Traditionell wird der Schlag, also die Grundgeschwindigkeit der einzelnen ganzen Noten, vom Komponisten am Beginn der Notation angegeben. Diese Schlaggeschwindigkeit, in der Musik auch »Puls« genannt, bewegt sich genau im Bereich des Herzschlages, von etwa 40 bis zu 200 Schläge pro Minute. Der Takt, eine weitere grundlegende zeitliche Struktur der Musik, fasst mehrere Einzelnoten in Einheiten zusammen, der häufig verwendete Viervierteltakt zum Beispiel vier Noten zu einer Einheit. Dieses Verhältnis von vier zu eins entspricht genau dem, das sich in der Nacht zwischen Herzschlag und Atmung einstellt: Auf einen Atemzug kommen jeweils vier Herzschläge. So entspricht dem Schlag in der Musik der Herzschlag und dem Takt der Atemzug.

Sie sehen also, dass sowohl die Rhythmik des Nervensystems als auch die von Herzschlag und Atmung in der Musik ihre Entsprechung haben. Nun fehlt nur noch die langsame Rhythmik des Stoffwechsels, die im Bereich von Minuten bis Stunden schwingt. Und wirklich gibt es auch dafür eine Entsprechung in der Musik: die Werklänge. Ein kurzes Lied kann etwa eine Minute dauern, eine lange Wagner-Oper mehrere Stunden. So sind die Schwingungsformen aller Bereiche des Organismus in der Musik wiederzufinden, und man kann wahrscheinlich mit Recht behaupten, dass Musik hörbar gemachte biologische Rhythmik ist. Diese Tatsache dürfte auch dafür verantwortlich sein, dass Musiktherapie in vielen medizinischen Bereichen so erfolgreich sein kann und dass immer mehr wissenschaftliche Arbeiten erscheinen, die die Wirkung von Musik auf den Menschen belegen. Derzeit sucht die medizinische Forschung allerdings vor allem nach Hormonen, die beeinflusst werden. In Zukunft wäre es sinnvoll, das Thema der Resonanz mit einzubeziehen und die eben genannten Erkenntnisse therapeutisch zu nutzen, indem man gestörte Bereiche des Organismus durch entsprechende Schwingungsformen und -frequenzen anspricht.

Es gibt noch weitere Bereiche, in denen natürliche und menschengemachte Rhythmen zusammenkommen. Und das leider nicht immer harmonisch. Wie wir schon angesprochen haben, gibt es eine zyklische Sicht der Zeit, wie sie heute noch bei vielen Naturvölkern selbstverständlich ist. Diese zyklische Zeit ist gegenüber der linearen Zeit, wie die Physiker und Techniker und ganz allgemein der heutige Mensch sie anwenden, immer mehr ins Hintertreffen geraten. Wird jedoch allein die lineare Zeit auf die Natur angewendet, ergibt das große Probleme, da die natürlichen Kreisläufe geöffnet und damit zerstört werden. Statt einem gesunden Werden und Vergehen und Neu-Werden bleiben ausgebeutete Berge, Landschaften und Meere auf der einen und Abraum- und Müllhalden auf der anderen Seite zurück, beides Folgen davon, dass die zyklische Zeit linear gemacht wurde. Das Denken in linearen Zeitbegriffen berücksichtigt nicht, dass Kreisläufe geschlossen bleiben sollten, wie die Natur dies in vielen Bereichen seit Jahrmilliarden macht. Das Ende führt ganz natürlich wieder zu einem neuen Anfang, wie bei der Schlange der Alchemie, die sich selbst am Schwanz fasst und damit den Kreis des Werdens und Vergehens schließt.

Da unser Organismus ein Teil der Natur ist, sollte unser eigener Umgang mit der Zeit die zyklischen Aspekte stärker erfassen und berücksichtigen. Auch aus diesem Blickwinkel wird deutlich, warum wir uns mit Rhythmen beschäftigen sollten, wenn wir die Zeit richtig – das heißt: gesund für uns Menschen und die Erde – gestalten wollen.

Zeit-Räume gestalten

Wenn wir das Bild von der Architektur der Zeit noch weiter fassen und auf größere Einheiten erstrecken, kommen wir zum Begriff einer »Zeitlandschaft«. Im Englischen wäre das eine Timescape, analog zu dem vom kanadischen Komponisten und Akustiker Murray Schafer geschaffenen Begriff der Soundscape, der Klanglandschaft. Schafer entdeckte, dass wir zwar sehr viele Bilder und Fotos von Landschaften haben, in denen die räumlichen Verhältnisse dargestellt sind, aber kaum eine Ahnung von den akustischen Ereignissen in diesen Landschaften haben. Er begann deshalb, Landschaften akustisch aufzuzeichnen und zu analysieren: leise und laute Orte, Orte mit schönen und mit hässlichen Geräuschen. Die Ausprägung der Klanglandschaft, so stellte er durch Interviews mit Menschen fest, ist für unsere Wahrnehmung und unser Wohlbefinden mindestens ebenso entscheidend wie die optischen und räumlichen Zustände der Landschaft. Einen schönen Park finden wir gar nicht mehr so schön, wenn direkt daneben die laute Autobahn ist. Ebenso kann ein stiller Hinterhof, auch wenn er noch so klein ist, als Oase inmitten der lauten Straßenumgebung empfunden werden und eine für uns erholsame und schöne Klanglandschaft aufweisen. Die Erhaltung und Bewahrung unserer traditionellen Klanglandschaften ist ein sehr wenig bearbeitetes Feld, das genauso wichtig wäre wie Natur- und Landschaftsschutz.

Zeitlandschaften werden durch die Geschwindigkeitsverhältnisse an einem bestimmten Ort geprägt. Wenn wir eine Zeitlandschaft zeichnen, so können wir beobachten, dass die Zeit an Orten mit vielen Menschen in der Regel schneller abläuft als an Orten, wo wenig oder gar keine Menschen sind. Darum suchen wir einsame Orte auf, wenn wir uns erholen wollen. Sie ermöglichen uns, unsere persönliche Zeit zu verlangsamen.

Überall, wo Menschen technisch aktiv werden, erhöht sich die Geschwindigkeit weiter, beschleunigt sich die Zeit. Sie können das an Autobahnen, in Fabriken und im Rahmen von Automatisierungen feststellen. Die Uhren müssen dann immer genauer werden, um die immer schneller verlaufende Zeit noch richtig messen zu können und die einzelnen Arbeitsschritte miteinander zu verbinden. Tatsächlich können Sie in der Geschichte der Technik eine immer weitere Verbesserung der

Uhren, von den Sonnen- und Sanduhren zu den noch sehr ungenauen Turmuhren über die schon genaueren Pendeluhren bis zu den elektronischen Uhren und schließlich den Quarzuhren und Atomuhren verfolgen.

Peter Borscheid bezeichnet die zunehmende Geschwindigkeit in der Kulturgeschichte der Menschheit seit dem Spätmittelalter als »Tempovirus« und macht sie für viele Probleme der heutigen Zeit verantwortlich.

Michael Ende hat in seinem wunderbaren Roman »Momo«, das nur scheinbar ein Kinderbuch ist, sowohl die Folgen als auch mögliche Auswege aus der immer zunehmenden Beschleunigung aufgezeigt. Es lohnt sich dabei, den Roman als Buch zu lesen, der Film ist in meinen Augen nur ein müder Abklatsch von Endes Gedanken. Der beschreibt die plötzlich auftauchenden »grauen Herren« der Zeitsparkasse, die den Menschen einer kleinen und verträumten italienischen Stadt einreden, sie müssten Zeit sparen, um dann mehr Zeit zu haben. Tatsächlich haben die gemütlichen Menschen im ersten Teil des Buches immer weniger Zeit, je mehr Zeit sie sparen. Schließlich werden sie, die uns zuerst als lebendige und vitale Menschen, die Zeit füreinander hatten, begegneten, immer mehr zu leeren Hülsen ihrer selbst. Es zeigt sich, das Zeitsparen mit einer Eigenschaft eng verbunden ist, die unsere heutige Zeit ebenso prägt wie der Mangel an Zeit: die Gier nach Geld und Vermögen. Nur Momo, das Streunerkind, das am Rande der Stadt in einem verfallenen Amphitheater wohnt, durchblickt die Täuschung der grauen Herren und lässt sich nicht vom Zeitsparen und auch nicht von einer Barbiepuppe samt umfangreichem Zubehör begeistern. Ihre großartige Eigenschaft, die auch von allen ihren Bekannten und Freunden geschätzt wird, ist die Fähigkeit, anderen Menschen zuzuhören, sodass sich diese vollkommen verstanden fühlen. Letztlich ermöglicht ihr diese Fähigkeit die Begegnung mit Meister Hora, dem Herrn der menschlichen Zeit, und den Sieg über die grauen Herren, ohne dass sie sie mit Gewalt bekämpfen muss. Es stellt sich heraus, dass die grauen Herren in ihrem Leben als Kinder etwas nicht bekommen haben: nämlich Zuwendung und Liebe. Das hat sie daran gehindert, menschlich zu bleiben.

Obwohl das Buch schon 1972 geschrieben wurde, ist es so aktuell wie nie zuvor. Die grauen Herren sind heute überall auf der Welt unterwegs und halten uns an, Zeit zu sparen. Leider auf unsere Kosten. Momo hat uns vorgemacht, wie wir mit diesem Phänomen umgehen können: Wir sollten uns nicht in das System der Zeitsparer einfügen, sondern uns weiterhin Zeit für andere Menschen und uns selbst nehmen. Dass ausgerechnet Geduld und intensives Zuhören das Geheimnis von Momos Erfolg war, finde ich ein besonders schönes und richtiges Bild, das auch uns zeigt, auf welchem Weg wir unser Leben glücklich gestalten und ganz Mensch bleiben oder wieder werden können.

Hören wir also auf, Zeitsparer zu sein, und werden wir zu Zeit-Architekten. Gestalten wir unseren Zeit-Raum so angenehm und so schön wie möglich. Dazu benötigen wir zunächst eine Grundarchitektur, in die wir unsere detaillierte Zeitgestaltung einfügen können. Diese verlässliche Basis gibt es bereits, sie ist von der Natur vorgegeben – und wir hatten sie schon genauer besprochen: die Tages-, Wochen- und Jahresrhythmen.

Die Tagesgestaltung

Beim Tagesablauf ist es vor allem die Zeit des Wachseins und des Schlafens, die wir aktiv bestimmen können. Wir können den Tag etwa im Verhältnis von zwei Drittel Wachsein zu einem Drittel Schlaf aufteilen, also 16 Stunden Wachsein und acht Stunden Schlaf. Musikalisch entspricht das ganzzahlige Verhältnis von zwei zu eins übrigens einer Oktave.

Die rhythmische Ausgestaltung des Schlafs macht unser Organismus von selbst, vorausgesetzt, wir schaffen dafür einen ruhigen und geborgenen Schlafraum. »Selbst« heißt im Griechischen *auton*, und man hat in der Wissenschaft für die Selbstgestaltung, eine Grundeigenschaft des Lebens im räumlichen wie im zeitlichen Bereich, den Begriff der Autopoiese eingeführt.

Für die rhythmische Ausgestaltung des Wachzustandes sind *Sie selbst* verantwortlich. Am besten eignet sich dafür die bewährte Rhythmik – ähnlich wie im Schlaf – von Einheiten zu eineinhalb bis zwei Stunden, unterbrochen von 15 bis 30 Minuten Pause. Im Gegensatz zum Schlaf dauern aber nun nicht die Ruhephasen eineinhalb bis zwei Stunden, sondern die Arbeitsphasen. Außerdem sollten wir die Essenszeiten, möglichst nicht mehr als drei, so über den Tag verteilen, sodass etwa vier bis sechs Stunden zwischen den Mahlzeiten liegen. Eine Ausnahme bildet schwere körperliche Arbeit, bei der ein bis zwei zusätzliche Essenszeiten (die Jause oder Brotzeit) eingeplant werden sollten. Wie in einem wirklichen Raum können einzelne Zeiten wie Gegenstände verschoben werden, mal ein bisschen nach vorn und dann wieder nach hinten. Trotzdem bleibt die Grundstruktur des Raumes die Gleiche, und so sollte es auch bei unserem Zeit-Raum sein. Wenn Sie Ihren Zeit-Raum vor sich sehen oder spüren können, fällt es Ihnen sicher leichter, diesen zu gestalten, weil die meisten Menschen mit der Gestaltung von Räumen vertraut sind, mit der Gestaltung der rhythmischen Zeit jedoch weniger. Und bald spüren Sie am eigenen (Zeit-)Leib, wie sich Ihr Leben als harmonischer Fluss entfaltet.

Die Wochengestaltung

Was die Wochengestaltung betrifft, wurde bereits beschrieben, dass es Sinn macht, am Wochenende zumindest einen Tag, besser noch zwei, auszuspannen und etwas zu tun, was man gern macht: Spaziergänge und Wanderungen, allein, mit Freunden oder mit der Familie. Der Besuch eines Festes oder einer interessanten Veranstaltung. Das Lesen eines schönen Buches. Der Besuch einer Wellnesseinrichtung … Auch hier macht es Sinn, die Zeitgestaltung nicht ganz aus den Augen zu verlieren: Aufstehen, Schlafengehen und die Mahlzeiten sollten nicht zu sehr von der Alltagsgestaltung abweichen, wohl aber die Inhalte des Tuns.

Die Jahresgestaltung

Die Jahresgestaltung richtet sich nach den Jahreszeiten und kann die Feste miteinbeziehen, die diese Jahreszeiten charakterisieren. Im Abendland sind dies Ostern, die Zeitpunkte der Sonnenwenden, der Erntedank, das Totengedenken im November und Weihnachten.

Frühling, Sommer und Herbst bieten viel Gelegenheit, Zeit in der Natur zu verbringen, was Sie unbedingt nutzen sollten, weil es für Ihre körperliche und seelische Gesundheit wie auch für Ihr Wohlbefinden größte Bedeutung hat. Der Winter ist traditionell eine Zeit des Rückzuges und natürlicherweise eine Zeit der kurzen Tage. Aber auch hier sollte die Natur nicht zu kurz kommen. Wenn die Sonne scheint, gehören Winterlandschaften zu den schönsten, die man überhaupt erleben kann. Wie wir immer wieder zu recht hören, ist der sitzende Lebensstil ein sehr ungesunder: ständiges Sitzen am Schreibtisch, auf dem Sofa, vorm PC oder Tablet, im Auto. Das verursacht nicht nur die typischen Zivilisationskrankheiten, es reduziert uns auf einen Sinn, den Sehsinn, es trennt uns von der Natur und der grundlegenden Aufmerksamkeit gegenüber dem Leben und den anderen Menschen. Wir haben uns weit von dem entfernt, wie die frühe Menschheit ihr Dasein erfuhr. Wie einer der Pioniere des Naturmentorings, Jon Young, schreibt, kann das lange Sitzen vor dem Computer dazu führen, dass man seinen eigenen Körper vergisst und nicht mehr spürt. Es macht daher Sinn und wird unser Leben wesentlich zum Positiven verändern, wenn wir aktiv den Kontakt zur Natur suchen und für jede Jahreszeit Orte und Gelegenheiten finden, in denen wir sie direkt erleben können. Dies kann auch in einer stillen Ecke des nahegelegenen Stadtparks, einem verträumten Hinterhof oder in einer geschützten Nische des nächsten Flussufers sein.

Wenn Sie sich in der Natur bewegen, probieren Sie einmal die Technik des »tiefen Hörens« aus. Dabei achten Sie darauf, woher verschiedene Geräusche kommen. Sie achten darauf, wie weit entfernt sie sind, wie laut und wie leise, zu welcher Tageszeit sie auftreten und was sie ausdrücken. Sind es einfach Geräusche des Alltags, die keine besonderen Emotionen transportieren? Oder sind es Rufe der Warnung, des Stolzes, wie manche Vogelgesänge, drückt sich Zufriedenheit und Wohlbefinden darin aus, oder Angst und Panik? Diese Geräusche sagen sehr viel über die Landschaft aus, in der Sie sich bewegen.

Wenn Sie das nächste Mal Menschen zuhören, werden Sie das Wissen, das Sie bei einer solchen Gehörwanderung erworben haben, auch dort anwenden und genauer sagen können, welche Gefühle diese Menschen gerade bewegen. Ihr Verständnis und Ihr Mitgefühl für die Welt und für die Mitmenschen wird dadurch deutlich wachsen.

Das Umfeld rhythmisch gestalten

Wenn Sie begonnen haben, die Zeit-Räume Ihres Lebens gut zu gestalten, können Sie sich an Ihr Umfeld machen. Wenn Sie die Möglichkeit haben, einen Garten zu pflegen, können Sie sich einen kleinen Rhythmusgarten anlegen. In ihm erleben Sie die Tageszeiten, die Jahreszeiten und die Rhythmen des Lebens Ihrer Pflanzen. Der Rhythmusgarten kann viele Sinne ansprechen, da erst die Integration verschiedener Sinne eine ganzheitliche Wahrnehmung der Welt ermöglicht. Da Zeit sinnlich schwer wahrnehmbar ist, kann uns die Verbindung mehrerer Sinne besonders behilflich sein, wenn wir Zeit und ihre Struktur beobachten wollen.

Sehr schön in einem Rhythmusgarten ist der Wechsel der Zeitperspektive, der Ihnen die Vergänglichkeit und die Dauerhaftigkeit vor Augen führt. Steine sind im Vergleich zu Menschen etwas sehr Dauerhaftes, sodass Sie Steine als Fixpunkte in Ihrem Garten einbauen sollten. Auch andere Naturmaterialien wie Holz, Korbgeflechte und Schilf machen sich gut. Pflanzen können vergänglicher oder dauerhafter sein. Einjährige Pflanzen und einige Frühjahrsblüher gehören zu den vergänglichsten Pflanzen: Sibirische Schwertlilien zum Beispiel blühen wunderschön, aber nur wenige Tage. Aufgrund ihrer unterirdischen Zwiebeln sind sie jedoch im nächsten Jahr verlässlich wieder da und überraschen mit ihren violetten Prachtblüten und ihren gelben Stigmata. Manche Blüten, wie zum Beispiel die exotische Königin der Nacht, eine Kakteenart, öffnen sich überhaupt nur für eine einzige Nacht und sind dann am Morgen verblüht. Wenn Sie diese Pflanze blühen sehen wollen, müssen Sie in der Nacht wach bleiben.

Dauerhaftere Pflanzen sind Sträucher und Bäume. Vor allem Bäume sprechen den Menschen sehr an, weil sie Widerstandskraft und eine aufrechte Haltung symbolisieren, sehr wichtige Eigenschaften menschlichen Charakters. Wenn Sie jemanden bitten, einen Baum zu zeichnen, wird dieser Baum oft Ähnlichkeiten mit der Person haben, die ihn zeichnet.

Die Blumenuhr

Carl von Linne, der Naturforscher, der das System für die wissenschaftliche Benennung von Pflanzen und Tieren entwickelt hat, hat auch eine Blumenuhr beschrieben, die den Tagesablauf widerspiegelt. Dabei werden in einer kreisrunden Anordnung, vergleichbar dem Ziffernblatt einer Uhr, Pflanzen so arrangiert und gepflanzt, dass alle zwei Stunden eine Pflanzenart aufblüht und gleichzeitig eine andere die Blüten schließt. Im botanischen Garten von Leiden in Holland ist so eine Blumenuhr zu sehen, aber auch an vielen Stellen Deutschlands, zum Beispiel in Berlin am Weißen See, in Bernburg, in Wernigerode am Schiefen Haus, am Wasserbahnhof Mühlheim, an der Fleischerbastei in Löbau-Zittau, in Waldsieversdorf, im Greizer Park, am Markt in Delitzsch, in Erlangen und auf der Blumeninsel Mainau. Wenn Sie Ihren Rhythmusgarten ganz enthusiastisch angehen wollen, können Sie sich selbst eine solche anlegen.

Die Blütezeiten für die verschiedenen Pflanzen der Blumenuhr sind:

- Wiesenbocksbart 3 bis 12 Uhr
- Kürbis 5 bis 15 Uhr
- Klatschmohn 5 bis 18 Uhr
- Wegwarte 5 bis 14 Uhr (bei kälteren Temperaturen länger)
- Distel 6 bis 12 Uhr (je nach Art, zum Beispiel Kohl-Gänsedistel 11 bis 14 Uhr)
- Graslilie 6 Uhr
- Zaunwinde 6 bis 16 Uhr
- Huflattich 7 bis 16 Uhr
- Seerose 7 bis 17 Uhr
- Ringelblume 7 bis 14 Uhr (schließt vorzeitig bei Regen)
- Wiesen-Pippau 7 Uhr
- Frauenmantel 7 Uhr
- Gauchheil 8 bis 16 Uhr
- Sumpfdotterblume 8 bis 21 Uhr
- Herbstlöwenzahn 8 Uhr
- Margerite 9 Uhr
- Enzian 9 Uhr

- Leinkraut 9 Uhr
- Waldsauerklee 10 bis 16 Uhr
- Stockrose 10 Uhr
- Kohl-Gänsedistel 11 bis 14 Uhr
- Mittagsblume 11 bis 17 Uhr
- Wunderblume 16 Uhr
- Acker-Lichtnelke 19 bis 22 Uhr
- Geißblatt 19 bis 23 Uhr
- Königin der Nacht 19 bis 24 Uhr
- Nachtkerze 20 bis 6 Uhr [4]

Ihr Rhythmusgarten sollte von jedem Aspekt der Zeit etwas beinhalten: fast Ewiges wie die Steine, Dauerhaftes und Widerstandsfähiges wie Bäume und Sträucher, rasch Vergängliches wie einjährige Pflanzen oder Frühjahrsblüher und etwas Tagesrhythmik wie die Blumenuhr oder Teile davon. Alle Ihre Sinne sollten im Jahreslauf angesprochen werden:

Der **Sehsinn** über die Schönheit der Formen und die Farbenwelt der Pflanzen.

Der **Gehörsinn** durch das Rascheln der Blätter im Wind oder durch Geräusche, die beim Bewegen und Aneinanderreiben von Pflanzenteilen entstehen. Aus vielen Pflanzen können Sie auch archaische Musikinstrumente machen: Flöten aus

[4] Quelle: *www.garten-literatur.de/Pflanzen/blumenuhr.html*

dünneren Stämmen der Haselnuss sowie aus den hohlen Stängeln der Engelwurz, Perkussionsinstrumente aus getrockneten Erbsen oder Bohnen, die sie in getrocknete Kalebassen-Kürbisse füllen. Auch Tiere, die sich in Ihrem Garten ansiedeln, werden später Ihren Gehörsinn ansprechen: Sie hören dann das Summen der Bienen, den leisen Flügelschlag von Schmetterlingen, das tiefe Gebrummel der Hummeln und das Zwitschern der Vögel.

Der **Geruchssinn** über die feinen Gerüche der Duftpflanzen, die Sie in einem speziellen Teil des Gartens oder (rhythmisch) verteilt unterbringen können: Lavendel, Zitronenmelisse, Pfefferminze, Majoran und Thymian, Wermut und Duftrosen. Solche Duftpflanzen können Sie auch für Tees und in der Aromatherapie nutzen.

Der **Geschmackssinn**, wenn Sie im Frühjahr das neue zarte Grün von Ihren Tannen oder Knospen von Ihrer Linde essen oder die Kräuter kulinarisch verwenden. Wildkräuter, die von selbst in Ihren Garten gefunden haben, können Sie vielfach als Gesundheitsboten verwenden: Löwenzahn, Giersch und Brennnessel ergeben wunderbare Frühlingsgemüse, die Sie in Ihren Speiseplan einbauen können. Besonders gesund sind sie, wenn sie als grüne Smoothies in Ihre tägliche Ernährung aufgenommen werden.

Und schließlich der **Tastsinn**, wenn Sie die Pflanzen berühren und den Unterschied zwischen einem glatten und einem behaarten Blatt spüren oder (autsch!) von einer Rose gestochen werden.

Was Sie in diesem Rhythmusgarten erleben können, ist eine intensive Verbindung zur Natur. Jon Young spricht in diesem

Zusammenhang von einem »Sinn für Verbindung«, der früher bei Kindern geschult wurde, heute aber bei uns allen aufgebaut und gepflegt werden muss. Verbindung mit sich selbst, mit anderen Menschen, mit den Pflanzen und Tieren der Umwelt, mit der Natur. Wenn dieser über die fünf physischen Sinne hinausgehende Sinn stärker entwickelt wäre, würden wir Menschen unserer Mit- und Umwelt wesentlich weniger Verletzungen zufügen und mehr Mitgefühl für andere Menschen und die Natur entwickeln.

Bester Schlaf durch Rhythmusschulung

Etwa ein Drittel ihrer Lebenszeit verbringen Menschen schlafend, und wie wir schon gehört haben, ist der Schlaf eine wichtige Quelle nicht nur für die Regeneration, sondern auch für die daraus resultierende Gesundheit und für unser Wohlbefinden. Daher sollten wir unbedingt dafür sorgen, dass wir gut schlafen können und die Nacht für uns tatsächlich erholsam ist.

Das Schlafzimmer – nichts geht über Zirbenholz

Bei der Einrichtung Ihres Schlafumfeldes sollten Sie nicht sparen und nur hochwertige Materialien und ausgewählte, schöne Objekte verwenden. Beginnen wir mit dem Bett. In einer Studie, bei der wir gesunde Versuchspersonen jeweils 72 Nächte in verschiedenen Bettmaterialien schlafen ließen, zeigte sich, dass der Schlaf im Bett aus massivem Zirbenholz bei Weitem der beste war. Matratze, Betteinsatz, Lattenrost, Kissen und Bettwäsche waren identisch. Im Vergleich zum Schlaf im heute üblichen Spanplattenbett (auch Holzdekor genannt, wenn die Spanplatte mit einer holzähnlichen Oberfläche überzogen ist) zeigten die Versuchspersonen eine bessere Schlafarchitektur, also einen rhythmischen, regelmäßigen Wechsel zwischen Tiefschaf- und Traumphase, eine um 3500 Schläge pro Nacht verringerte Herzfrequenz und einen höheren Vagustonus. Wie wir gehört haben, schützt der Vagustonus uns vor Entzündungsneigung und ist damit gesundheitserhaltend. Auch die verringerte Herzfrequenz zeigt, dass der Organismus sich im Schlaf besser erholt. In großen Studien wurde gezeigt, dass eine niedrige Herzfrequenz mit einer längeren Lebenserwartung verbunden ist. Die bessere Schlafarchitektur schließlich weist darauf hin, dass die Ordnung der Rhythmen im Schlaf in einem Zirbenholzbett besser funktioniert als in anderen Betttypen.

Nicht nur die objektive Schlafqualität, auch die subjektiv empfundene Schlaferholung war im Zirbenholzbett am besten. Das eigene Bett, das die Versuchspersonen vor der Studie benutzt hatten, zeigte Schlafqualitätswerte, die zwischen dem Spanplattenbett und dem Zirbenholzbett lagen. Sie schliefen also im Zirbenholzbett sogar besser als im eigenen Bett, das sie gewohnt waren.

Was macht diesen beachtlichen Baum aus? Die Zirbe, auch Arve genannt, ist eine sehr widerstandsfähige Kiefernart, die in den Alpen Österreichs, der Schweiz, Deutschlands wie auch Frankreichs nahe der Baumgrenze wächst. Ihr Holz ist weich und fühlt sich seidig an, wenn es poliert ist. Es enthält ätherische Öle, die ihm einen charakteristischen Geruch geben. Einige der 800 Bestandteile dieser ätherischen Öle sind dafür bekannt, dass sie beruhigend wirken. Pflanzen, die in extremen Regionen wie der großen Höhe im Bergland gedeihen können, haben meist adaptogene, das heißt anpassungsfördernde Inhaltsstoffe, die auch gestressten Menschen zugutekommen. Offensichtlich ist dies auch bei der Zirbe, die höhere Bergregionen als zum Beispiel Fichten und andere Kieferarten besiedeln kann, der Fall.

Schon nach der Volksmeinung schläft man im Zirbenholzbett besonders gut, auch Kleinkinder legte man früher gern in Zirbenwiegen. So waren zum Beispiel in Tirol über viele Jahrhunderte die meisten Betten aus Zirbenholz. Seit wir in unserer Studie diese alte Volksmeinung überprüft haben und ihren Wahrheitsgehalt bestätigen konnten, ist ein Zirbenholzboom ausgebrochen, der Dutzende Zirbentischlereien, die sich ausschließlich auf dieses Holz spezialisiert haben, hervorgebracht hat. Wie mir Forstleute glaubhaft versichern, ist die Zirbe aber trotz der hohen Nachfrage nicht gefährdet, wohl auch, weil das Holz seit der Studie im Preis deutlich gestiegen ist. Durch die Nachfrage beginnen die Waldbauern nämlich, wieder gezielt Zirben anzupflanzen, während sie *vor* der Studie junge Zirben selektiv ausgerissen hatten, da die Preise nicht mehr lohnend waren. Viele Zirbenbestände wachsen auch als sogenannte Schutzwälder, die steile Hänge vor Lawinenbildung schützen, und dürfen daher gar nicht gefällt werden.

Wenn Sie sich kein ganzes Zirbenholzbett leisten wollen oder können, können Sie auch Zirbenholzbretter kaufen, die Sie in der Nähe des Bettes aufhängen oder aufstellen. Wir haben diesen Kompromiss zwar nicht wissenschaftlich untersucht, aber es ist sehr wahrscheinlich, dass einzelne Bretter eine ähnliche Wirkung wie ein Zirbenholzbett haben.

Die beruhigende Wirkung von Massivholz ganz allgemein konnten wir auch in Studien mit Klassenzimmern verschiedener Schulen, die konventionell oder mit Massivholz eingerichtet waren, bestätigen. Außerdem in einer Studie in einem Büroumfeld. Immer zeigte das Holzumfeld bessere Erholungswerte und eine verringerte Herzbelastung gegenüber Spanplatten oder Gipskarton. Aus diesem Grund macht es Sinn, wenn Sie Ihr Schlafzimmer mit echtem Massivholz einrichten – auch wenn es vielleicht kein Zirbenholz ist – und auch für das Bett dieses Material nutzen. Sie müssen nur aufpassen, dass Ihnen nicht Spanplatten, die mit Holzfolie überzogen sind, als Massivholz verkauft werden. Lassen Sie sich bestätigen, dass es sich bei Ihren Einrichtungsstücken um echtes Massivholz handelt.

Luft, Licht und Ruhe

Ihr Schlafzimmer sollte ruhig und insgesamt angenehm sein. Lüften Sie zumindest vor dem Schlafengehen einige Minuten durch. Wenn Sie das in Bezug auf die Temperatur aushalten und nicht zu viel Lärm durchs Fenster tönt, können Sie das Fenster während des Schlafs einen Spalt geöffnet lassen.

Ihr Schlafzimmer sollten Sie nur mit den schönsten Gegenständen ausstatten, sodass es Ihnen Freude bereitet, sich dort aufzuhalten. Wenn Sie künstlerisch begabt sind, stellen Sie zwei oder drei besonders schöne Kunstwerke aus Eigenproduktion auf, mit denen Sie emotional positive Dinge und Ereignisse assoziieren. Auch Fotografien oder Naturobjekte, die Sie an liebe Menschen oder schöne Ereignisse erinnern, können Sie hier aufstellen. Vermeiden Sie im Schlafzimmer alles, was Stress machen könnte oder Sie von der wichtigsten Tätigkeit ablenken könnte, die Sie in diesem Raum vorhaben: sich zu erholen und zu schlafen!

Sorgen Sie für eine rhythmusschonende Beleuchtung im Schlafzimmer und auch im Bad. Glühbirnen und Halogenlampen sind wesentlich besser für diese Bereiche geeignet als LEDs, Energiesparlampen und Leuchtstoffröhren, da sie weniger intensives Blaulicht enthalten und ein kontinuierliches Spektrum mit mehr Rotanteilen zeigen. Auch im Schlafzimmer sollte es während der Nacht möglichst dunkel sein, am Morgen aber sollte das Dämmerungs- und Sonnenlicht durchkommen können. Wenn Sie das Glück haben, auf dem Land zu wohnen, wo die Lichtverschmutzung durch Straßenlaternen, Reklame und Supermarktbeleuchtungen noch keine große Rolle spielt, können Sie das Fenster einfach ohne Vorhang lassen. In der Stadt macht es Sinn, Licht von außen abzudunkeln und am Morgen dafür Sorge zu tragen, dass das Tageslicht Sie erreichen kann: entweder indem Sie am frühen Morgen selbst die Vorhänge aufziehen oder eine automatische Rolloanlage installieren lassen, die Sie auf die Zeit des Sonnenaufgangs programmieren.

Dieser Punkt ist heute wirklich entscheidend: Blaues Licht stört die Produktion von Melatonin. Vermeiden Sie daher alle Lichtquellen, die Blaulicht erzeugen, wie die genannten Energiesparlampen, LEDs und Leuchtstoffröhren. Geräte mit blauen LEDs sollten nachts unbedingt so ausgeschaltet werden, dass die blauen LEDs nicht mehr leuchten. Ihr Licht ist besonders schädlich für die Melatoninproduktion.

Wie Sie nachts schlafen, entscheidet sich am Tag

Wie wir bereits gehört haben, gehört zu einem guten Schlaf eine entsprechende Vorbereitung. Diese erfolgt am Tag. Wenn Sie den gesamten Tagesablauf so gestalten, dass die anstrengendsten Tätigkeiten am späteren Vormittag oder am frühen Nachmittag stattfinden, werden Sie am Abend nicht gestresst sein und daher besser einschlafen können. Der gesamte Tagesablauf sollte also einem großen Bogen folgen, in dem Sie langsam Ihre Tagesaktivitäten verstärken und am Abend wieder zurückfahren. Dass Sie am Abend keine größeren körperlichen Leistungen vollbringen sollten, versteht sich daher von selbst. Ein abendlicher Besuch des Fitnessstudios wäre also ungünstig.

Durch den Einbau von Pausen im Rhythmus des basalen Ruhe- und Aktivitätszyklus (nach 90 bis 120 Minuten) bereiten Sie bereits am Tag eine gute Schlafarchitektur vor. Damit können Sie Ihre Rhythmen schulen und trainieren.

Störeinflüsse wie anregende Getränke am Abend, zu reichliches und zu spätes Essen, Blaulicht von Computerbildschirm und Handy oder Lärm im Schlafzimmer sollten ausgeschaltet werden. Vor allem, wenn Sie Probleme mit dem Einschlafen haben, sollten Sie ab 15 Uhr weder anregende Getränke wie Kaffee, schwarzen oder grünen Tee noch Energydrinks zu sich nehmen. Alkohol kann zwar Ihr Einschlafen begünstigen, nach wenigen Stunden weckt Sie jedoch Ihre Leber wieder auf, weil der Abbau des Alkohols giftige Stoffe in ihr ansammelt.

Vermeiden Sie unmittelbar vor dem Schlafengehen aufregende Fernsehfilme und gehen Sie lieber noch einmal ein paar Schritte im Freien, bevor Sie sich zu Bett begeben. Das hilft Ihnen, Abstand von den Tagesereignissen und auch von Fernseheindrücken zu bekommen. Auch Computerarbeit kann ich Ihnen – unabhängig vom Blaulicht des Bildschirms – vor dem Schlafengehen nicht empfehlen. Lesen Sie lieber ein gutes Buch, vor allem Geschichten mit angenehmen oder humorvollen Inhalten.

Einer meiner Freunde, der Londoner Arzt Peter Grünewald, empfiehlt insbesondere eine Rückschauübung, die etwa 10 Minuten dauern sollte, vor allem wenn Sie Probleme mit den Tageserlebnissen haben. Dabei lassen Sie die Ereignisse nochmals rückwärts kurz vor Ihrem geistigen Auge ablaufen und versuchen, sie wie ein unbeteiligter Beobachter vorbeiziehen zu lassen. Sie gehen also den gesamten Tag nochmals durch, am besten vom Abend bis zum Morgen, ohne sich lange bei irgendeinem Ereignis aufzuhalten. Ein ruhiger, tiefer und gleichmäßiger Atem während dieser Übung hilft Ihnen, Distanz auch zu unangenehmen Gefühlen zu halten. Sollten Sie danach immer noch störende Gedanken haben, sagen Sie einfach Stopp zu ihnen. Tägliche Eintragungen in ein Dankbarkeitstagebuch (siehe Seite 159) können insbesondere dann sehr hilfreich sein, wenn Sie beim Einschlafen zum Grübeln neigen.

All diese Regeln sind besonders wichtig, wenn Sie lästige Schlafstörungen loswerden und Ihre Lebensqualität durch einen besseren Schlaf anheben wollen.

Sich in den Schlaf atmen

Eine weitere hilfreiche Übung, vor allem wenn Sie niemanden damit stören, besteht darin, beim Einschlafen tief und gleichmäßig zu atmen und sich ganz auf den Atem zu konzentrieren. Spüren Sie, wie der Atem durch Ihre Nasenlöcher streicht. Vermeiden Sie dabei jegliche Bewertung von Geräuschen oder Gefühlen und überlassen Sie sich ganz dem Rhythmus des Atems.

Sie können beim Ausatmen auch Töne produzieren wie zum Beispiel ein »Om« oder ein »Am« und sich dann ganz auf den Klang konzentrieren. Mit der Zeit werden Sie bemerken, dass kein Ton mehr entstehen will. Das können Sie gelassen hinnehmen, denn es ist ein Zeichen dafür, dass Sie sich auf dem besten Weg in den Schlaf befinden. Auch wirre Gedanken können nun entstehen, die Vorboten erster Träume. Lassen Sie auch diese zu, ja, folgen Sie ihnen sogar interessiert – auch das hilft beim Einschlafen.

Interessanterweise hat man festgestellt, dass der Atem durch unsere Nasenlöcher nicht symmetrisch ein- und ausströmt. Mal ist das rechte Nasenloch stärker durchströmt, einige Minuten oder Stunden später das linke. Sie können das auch leicht selbst überprüfen, indem Sie den Handrücken oder einen Spiegel unter die Nase halten, während Sie ausatmen. Sie spüren oder sehen dann einen asymmetrischen Luftstrom von rechtem und linkem Nasenloch. Wir wissen heute, dass ein Zusammenhang zwischen der Seite des luftdurchströmten Nasenlochs und der Gehirndurchblutung besteht. Die Seite des Gehirns, auf der gerade keine Atemströmung stattfindet, ist stärker durchblutet und arbeitet daher auch intensiver. Legt man sich auf die *rechte* Seite, so wird nach kurzer Zeit das *linke* Nasenloch frei und die Luftströmung erfolgt hauptsächlich dort. Das bedeutet umgekehrt, dass die *rechte* Gehirnhälfte, die auch im Tiefschlaf stärker aktiviert wird, nun besser durchblutet ist. Daher können Sie, wenn Sie auf der *rechten* Seite einschlafen, den Eintritt in den Tiefschlaf fördern. Auch der Vagus soll stärker aktiviert werden, wenn man rechts liegt, was sowohl günstig für den Schlaf als auch für die Entzündungshemmung ist. Manche Menschen können nur in einer bestimmten Haltung einschlafen, weshalb nicht jeder von diesen Erkenntnissen profitieren wird. Aber probieren Sie es aus. Wenn es für Sie passt, ist das eine weitere Vorbereitung für einen guten Schlaf.

Was tun bei Schlafstörungen?

Wenn Sie bereits Schlafstörungen haben, sollten Sie einen Arzt Ihres Vertrauens aufsuchen, der nicht sofort Medikamente verschreibt, sondern Ihnen zuhört, Sie berät und gemeinsam mit Ihnen eine Lösung für die Probleme sucht. Schlafstörungen können ihre Ursache auch in organischen Erkrankungen haben, weshalb Sie diese zunächst abklären sollten. Die meisten Schlafstörungen sind allerdings seelisch bedingt und Folgen von Stress, unverarbeiteten Erlebnissen, Überlastung oder dem Hang, zu viel Verantwortung zu übernehmen. Wenn daher keine organische Störung vorliegt, können Sie wahrscheinlich schon mit einigen der Tipps, die ich Ihnen hier bereits gegeben habe, wesentlich besser schlafen. Wichtig ist, Ihren Tagesablauf durchzusehen und zu versuchen, die biologischen Rhythmen zu verbessern. Dadurch können Sie mit Sicherheit eine Verbesserung Ihrer Schlafqualität erreichen.

Einschlafstörungen, wenn Sie also nicht richtig einschlafen können, lassen sich weiter vermindern, wenn Sie aus der Natur kommende Schlafmittel verwenden. Ein paar Tropfen Lavendelöl in einem warmen Vollbad vor dem Schlafengehen, das hat auch in Studien zu einer Verbesserung der Schlafqualität geführt. Auch Baldrianwurzel, Melissenblätter und die Blätter der Passionsblume haben, als Tee zubereitet, einschlaffördernde Wirkung. Es gibt auch fertige und geprüfte Präparate aus diesen Substanzen, die Sie ohne Schaden verwenden können.

Durchschlafstörungen, wenn Sie zwar einschlafen können, aber nach einigen Stunden wieder aufwachen, könnten möglicherweise mit der Aktivierung bestimmter Organe in der Nacht zusammenhängen. Von der Leber haben wir bereits gesprochen. Sie hat die große Entgiftungsfunktion im Körper und zerlegt Stoffe, die uns schädlich werden könnten. Dabei entstehen leider Stoffwechselprodukte, die unangenehme Nebenwirkungen haben und uns aufwecken können. Auch diese Zwischenprodukte werden nach einiger Zeit abgebaut, sie können uns jedoch vorübergehend den Schlaf rauben. Eine allgemein gesunde Lebensweise vermindert auch dieses Problem.

Wie wir schon gehört haben, steuert der basale Ruhe- und Aktivitätszyklus auch unseren Schlaf. Nach dem Einschlafen geht es zunächst für etwa 40 bis 60 Minuten in den Tiefschlaf, in dem sich Kanäle in unserer Hirnrinde öffnen, das sogenannte glymphatische System, das unser Gehirn von Stoffwechselprodukten reinigt. Danach folgt der erste Traumschlaf. In diesem ordnet das Gehirn die Tagesereignisse. Nun folgt die zweite Tiefschlafphase, in der das Gehirn wiederum gereinigt wird. Danach der nächste Traumschlaf – wieder wird geordnet. In den REM-Schlafphasen geschieht das Aufwachen leichter, und damit kann das Durchschlafen beeinträchtigt werden. Wenn wir nachts auf die Toilette müssen, wachen wir in dieser Zeit auf und erinnern uns auch meistens an Träume. Auch wenn die Leber sich meldet, werden wir in dieser Zeit geweckt. Wenn wir nun wieder einschlafen wollen, kann es sein, dass unser Gehirn sich noch im Zeitzyklus der REM-Phase befindet. Dann fällt das Einschlafen nicht so leicht. Nun sollten wir uns aber nicht dem Grübeln hingeben. Wenn wir merken, dass wir nicht richtig müde sind, können wir entweder versuchen, uns in den Schlaf zu atmen, oder in aller Ruhe ein Buch lesen und dabei darauf achten, wann die Müdigkeit wieder da ist. Kommen, das ist das Tröstliche daran, tut sie ganz sicher. In der Regel nach einigen Minuten bis maximal einer Dreiviertelstunde. Wenn Sie die aufsteigende Müdigkeit bemerken, legen Sie das Buch weg, löschen das Licht und werden dann bald eingeschlafen sein. Mit chronobiologischem Wissen muss man keine Angst vor dem Wachsein haben: Die nächste Müdigkeitsphase kommt bestimmt!

»Man muss nicht
die Schnelligkeit steigern
oder die Langsamkeit pflegen,
sondern den Rhythmus finden.«
Ernst Reinhardt, *Gedankensprünge*

Ressourcen für Ihre Zeitgestaltung

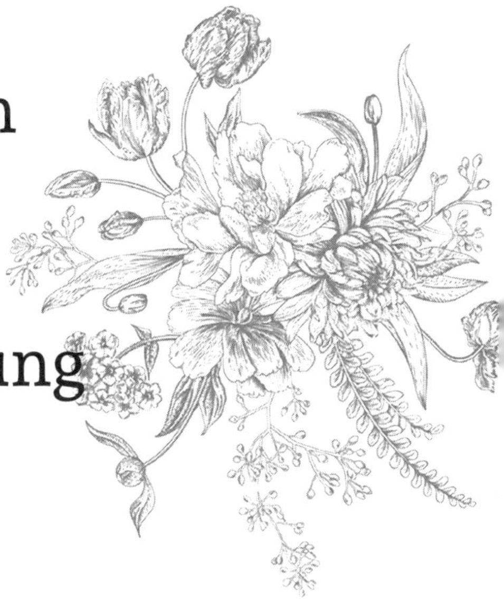

In diesem Teil am Ende des Buches möchte ich Ihnen einige Geheimtipps verraten, die ich im Laufe der Zeit in meiner Beschäftigung mit den biologischen Rhythmen und auch der Natur gefunden habe. Sie erhalten damit Werkzeuge, mit denen Sie Ihr eigenes Leben rhythmischer und schöner einrichten können, mit denen Sie Ihren Zeit-Raum gestalten und Dinge erleben können, die Sie vielleicht bislang nicht kennengelernt hatten: Eindrücke, Geschmäcker, Gerüche, Pflanzen, eine Nacht im 1000-Sterne-Hotel …

Neben den angenehmen Seiten, die Ihnen diese Dinge bringen können, sind sie auch geeignet, Ihre Gesundheit zu verbessern und Ihrem Leben mehr Lebensfreude und Energie zu geben. Es sind die besten Dinge, die ich auf diesem Gebiet gefunden habe, und die meisten von ihnen wende ich selbst an. Mit Ausnahme der ChronoCardiogramme, die wir an unserem Forschungsinstitut in Weiz entwickelt haben, habe ich keine Verbindung zu irgendeiner der empfohlenen Firmen, ich gebe diese Angebote weiter, weil ich sie für sinnvoll und gut halte.

Glühbirnen und rhythmusschonende Leuchtmittel

Licht sollte den chronobiologischen Erfordernissen angepasst sein, das heißt tagsüber ist Tageslicht bzw. Sonnenlicht das beste, da es die Bildung von Serotonin und Vitamin D fördert. Am Abend und in der Nacht jedoch sollten wir Licht nutzen, das *wenig* Blauanteile enthält, um die Produktion des Hormons Melatonin nicht zu stören. LEDs und Energiesparlampen sind für Schlaf- und Badezimmer wenig geeignet. Glühbirnen sind laut EU-Verordnung verboten. Trotzdem finden Sie im Versandhandel noch welche, wenn Sie zum Beispiel bei Amazon das Stichwort »Glühlampe« eingeben. Achten Sie darauf, dass Ihnen keine LED-Glühlampen verkauft werden. Sie sehen fast wie Glühlampen aus, haben aber leider wie alle weißen und auch weiß-gelblichen LEDs einen hohen Blauanteil in ihrem Licht. Das deutsche, schweizer und österreichische Stromnetz ist derzeit auf mindestens 230 V eingestellt. Nehmen Sie daher Glühlampen, die mindestens für 230 V oder noch besser für 240 V spezifiziert sind, sonst könnte es Probleme geben, weil die Glühlampen relativ rasch kaputtgehen.

Stoßfeste Glühbirnen, wie sie auf Schiffen oder in Bergwerken Verwendung finden, sind trotz EU-Verordnung nach wie vor erlaubt. Suchen Sie unter dem Stichwort »Stoßfeste Glühbirnen« im Netz. Auch bei Elektrogroßhändlern können Sie nach diesen stoßfesten Glühbirnen Ausschau halten.

Wenn Sie relativ energiesparend gutes Licht für den Abend erzeugen wollen, können Sie auf die teilweise noch erlaubten Halogenlampen zurückgreifen. Sie liefern ein sehr farbtreues und schönes Licht mit kontinuierlichem Lichtspektrum und weisen nicht die chronobiologischen Nachteile der LEDs und Energiesparlampen auf. Als guten Kompromiss gibt es auch Halogenlampen, die in Glühbirnenfassungen einschraubbar sind. Sie sind an einem kleinen Halogenkolben in einer äußeren Glühbirnenform erkennbar.

Rhythmusgesunde Ernährung

Neben dem Licht sind die Mahlzeiten die wichtigsten Zeitgeber für unseren Organismus. Einerseits spielt der Zeitpunkt der Nahrungsaufnahme eine große Rolle, andererseits gibt es, von der Tageszeit abhängig, förderliche und ungünstige Nahrungsmittel. Da das Mikrobiom, also die Summe unserer Darmbakterien, in ständigem Kontakt mit unserem vegetativen Nervensystem steht und unser Hungergefühl und Wohlbefinden beeinflusst, habe ich hier einige Lebensmittel zusammengestellt, die in der Lage sind, ein vielfältiges und nützliches Mikrobiom aufzubauen, dass Ihnen hilft, gesund zu bleiben oder zu werden.

Lebensmittel

Insbesondere fermentierte Lebensmittel wie Sauerkraut oder sein würziges koreanisches Pendant, das Kimchi, eingelegtes Gemüse (zum Beispiel Gurken, rote Rüben, Karotten) und mit Sauerteig (nicht Bäckerhefe) hergestellte Backwaren begünstigen eine nützliche Darmflora und erhalten unsere Gesundheit. In früheren Zeiten waren solche Lebensmittel noch sehr verbreitet, da sie in kühlen Räumen ohne Kühlschrank gelagert werden konnten.

Bitte verwechseln Sie nicht in Essig eingelegte Gemüse mit den hier genannten fermentierten und milchsauer eingelegten! Erstere enthalten oft große Mengen an zugesetztem Zucker sowie industriell hergestelltem Essig und haben nicht die positiven Eigenschaften, die Sie von lebendigen, fermentierten, milchsauren Gemüsen erwarten können. Leider erhalten Sie solche milchsauren Gemüse heute nur noch auf Bauernmärkten, in Bioläden oder, noch besser, wenn Sie Ihr Gemüse selbst einlegen. Kontrollieren Sie das Schild mit den Zutaten: Zucker und Essig sollten nicht vorkommen, sonst handelt es sich nicht um milchsauer eingelegte Gemüse.

Quellen für milchsauer eingelegtes Gemüse:

Bioläden und Bauernmärkte: Sauerkraut und Salzgurken, in Ihrer Nachbarschaft.

Versandläden:

Raw Living: Islandisches Sauerkraut, Kimchi und Kohl, *www.rawliving.eu*

Loving Foods: Kimchi und besonders leckeres Kurkuma Kimchi (Tumeric and Black Pepper Kimchi) *www.lovingfoods.co.uk/*

Rezepte zum Selbermachen finden Sie in einigen sehr guten Büchern, die auch den Vorteil von fermentierten Lebensmitteln ausgezeichnet darstellen:

Sandor Ellix Katz: *So einfach ist Fermentieren*, Kopp Verlag; 2014

Ders.: *Die Kunst des Fermentierens*, Kopp Verlag; 2014

Claudia Lorenz-Ladener: *Milchsauer eingelegt. Gemüse gesund und schnell haltbar machen*, Ökobuch; 2014

Mary Karlin, Ed Anderson, Claudia Theis-Passaro: *Das große Buch vom Fermentieren.* Grundlagen, Anleitungen und 100 Rezepte, AT Verlag; 2015

Fermentierte Getränke zur Stärkung des Mikrobioms
Auch fermentierte traditionelle Getränke wie der russische Kwas, aus Brot hergestellt, Joghurt, Kefir und das koreanische Teegetränk Kombucha gehören zu den fermentierten Unterstützern unseres Mikrobioms. Diese Getränke sind in Bioläden erhältlich.

Ein paar Rezepte aus meinem eigenen Repertoire

Die folgenden Rezepte sind Beispiele dafür, wie eine gesunde und letztlich rhythmusgesunde Lebensweise aussehen – und schmecken – kann. Gern können Sie damit experimentieren und selbst kreativ werden. Ich lege Ihnen sehr ans Herz, nur Zutaten aus kontrolliert biologischer Landwirtschaft zu nutzen.

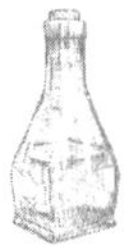

Gewürzreis mit Kurkuma, Kardamom und Koriander

Für etwa 4 Portionen

- 1,5 EL bestes Olivenöl
- 3 EL schwarzer Wildreis
- 3 EL roter Reis
- 250 g Basmati Vollkornreis
- Je 2 Msp Kardamom und Koriander
- 650 ml Wasser
- 3 EL Tamari (traditionell fermentierte Sojasoße, erspart die Salzzugabe)
- 1 EL Hijiki-Algen (Jodquelle)
- ½ TL Zitronensaft
- 1 TL Kurkuma

Olivenöl in einem Topf erwärmen, Reis und Kardamom sowie Koriander dazugeben, anschließend das Wasser, Tamari, Algen, Zitronensaft und zum Schluss Kurkuma zufügen. Zum Kochen bringen und auf niedriger Stufe köcheln lassen, bis das Wasser komplett aufgenommen ist. Das dauert etwa 35 Minuten. Dann abschalten und 10 bis 15 min quellen lassen.

Zu diesem Reis, der auch als (nicht süßes) Frühstück gegessen werden kann, passen wunderbar Beilagen wie frisch gekeimte Sprossen, dazu eine selbst zubereitete Tomatensoße und Frischkäse.

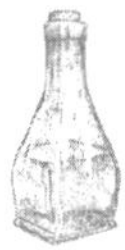

Tomatensoße mit Kapern, Knoblauch und Zitrone

Für etwa 4 Portionen

- 4 EL Olivenöl, extra vergine
- 500 g Tomaten, in Scheiben oder Stücke geschnitten
- 1 EL Salzkapern
- 1 kräftiger Schuss Rotwein
- 1 Knoblauchzehe, gehackt
- ¼ dünne Scheibe Zitrone, mit Schale gehackt

Olivenöl in einer Pfanne erwärmen, Tomatenscheiben hinzugeben, Salzkapern drüberstreuen, den Schuss Rotwein dazugeben. Umrühren und auf hoher Stufe aufkochen, dann ca. 10 Minuten köcheln lassen, bis die gewünschte Konsistenz erreicht ist.

Gegen Ende den Knoblauch und die Zitrone zugeben und noch etwas ziehen lassen.

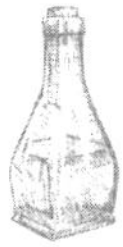

Bunte Salatschüssel mit Apfelessig und Leinöl

Für etwa 4 Portionen

- 400 g verschiedene frische Gemüse, zum Beispiel Salat, Tomaten, Radieschen, Chicorée, Rohspargel, Feldsalat, Stangensellerie, in dünne Scheiben oder kleine Stücke geschnitten (Vitamine und Antioxidantien)
- 100 g Wildkräuter wie Löwenzahn, Giersch oder Melde, fein geschnitten (20 mal mehr Mineralstoffe als Salat)
- 1 säuerlicher Apfel, entkernt und mit Schale (Vitamine!) fein geschnitten
- 5 rohe Champignons, in Scheiben geschnitten (B-Vitamine)
- 1 Avocado (als Spender für hochwertiges Fett)
- 3 EL Leinöl (Omega-3-Fettsäure)
- 2–3 EL Apfelessig naturtrüb (für das Mikrobiom)
- 1 Schuss Roter Traubensaft (Resveratrol, ein Schutz für Ihr Gefäßsystem)
- 1 Scheibe Zitrone, mit Schale gehackt (Vitamin C und wertvolle Terpene)
- Kräutersalz
- 2 EL frisch gehackte Mandeln oder Walnüsse (wertvolles Fett, Vit. E)
- 1 EL Pinienkerne oder Zirbennüsse (sibirische Zedernnüsse)

- 2 EL Hanfsamen (Nahrungshanf, Omega-3-Fettsäuren)
- 2 Knoblauchzehen (Selen, antibakteriell, senkt Cholesterin im Blut)

Alle vorbereiteten Salate und Gemüse, die Wildkräuter, den Apfel und die Champignons in einer großen Glasschüssel zusammenmischen. Die Avocado längs halbieren, den Stein entfernen, das Fruchtfleisch mit einem Teelöffel herausheben und in den Salat geben.

Leinöl, Apfelessig, Traubensaft und Zitrone vermischen und zugeben. Mit Kräutersalz abschmecken und zum Schluss gehackte Mandeln oder Walnüsse, Hanfsamen und Pinienkerne oder Zirbennüsse darüberstreuen.

Leinöl ist ein wunderbares Mittel zur begleitenden Stärkung unserer Rhythmik, da es die Tätigkeit des Vagusnervs und die Herzrhythmusflexibilität verstärkt. Außerdem zeigen mehrere Studien, dass es entzündungshemmend wirkt und damit der gefährlichen »Silent Inflammation«, die uns frühzeitig altern und krank werden lässt, entgegenwirkt. Durch den hohen Omega-3-Gehalt von über 50 Prozent ist es eines der wertvollsten Pflanzenöle für die kalte Nutzung – es darf jedoch nicht erhitzt und sollte durchgängig im Kühlschrank aufbewahrt werden. Seine Haltbarkeit ist, auch im Kühlschrank, nach der Pressung auf etwa drei Monate begrenzt. Frisch schmeckt es hervorragend nussig.

Als Quelle für besten roten Weintraubensaft (0,75 Liter ab 4,30 Euro) und exzellentes Olivenöl extra vergine (0,75 Liter ab 11 Euro) kann ich bestens empfehlen: Fattoria La Vialla *www.lavialla.it/de/*, eine biodynamische Landwirtschaft in der Toskana. Hier kauft auch die schwedische und die monegassische Königsfamilie ein! Lieferung in Deutschland, Österreich und Schweiz binnen drei Tagen.

Natur erleben

Apps für die goldene Stunde

Die folgenden Smartphone-Apps sind eigentlich für Fotografen gedacht, um den Zeitpunkt der schönsten Beleuchtung in der goldenen Stunde vorhersagen zu können, die dann eine optimale Aufnahme der Sehenswürdigkeit ermöglichen soll. Sie können mit diesen Apps auch die Zeit berechnen lassen, wann die Sonne für jeden Punkt der Erde auf- und untergeht und wann Landschaften oder Monumente am schönsten beleuchtet sind, also optimal für die Tagesplanung im Urlaub.

Android App:

Exsate Golden Hour
https://play.google.com/store/apps/details?id=exsate.goldenhour&hl=de

iOS App:

The Sun - Rise and Fall
https://itunes.apple.com/at/app/the-sun-rise-and-fall/id463577395?mt=8

Freunde natürlicher Lebensweise (FNL): Heilpflanzenkurs, Kräuterakademie

Wenn Sie mehr über Heilpflanzen wissen oder sogar beruflich auf diesem Gebiet arbeiten wollen, sind die »Freunde natürlicher Lebensweise« der ideale Ansprechpartner. Ursprünglich ein kleiner österreichischer Verein, sind die FNLs heute auf über 6000 Mitglieder angewachsen und führen in verschiedenen Orten in Österreich, Italien und Deutschland Schulungen zur Kräuterheilkunde durch, die nicht nur interessant, sondern auch äußerst unterhaltsam sind.
www.fnl.at/kraeuterakademie/fnl-kraeuterakademie

Phänologischer Kalender

Phänologische Kalender sind Aufzeichnungen von Naturvorgängen, wie Knospen-, Blüh- und Reifezeitpunkten, Abflug oder Wiederkehr von Zugvögeln, Vogelgesang oder Zufrieren oder Auftauen von Seen. Wenn Sie einen solchen phänologischen Kalender führen, lauschen Sie dem Rhythmus der Natur und erleben Dinge bewusst, die sonst im Alltagsgetriebe verloren gehen. Sie können dafür ein Tagebuch oder einen größeren Kalender verwenden, in den Sie das Datum und den beobachteten Naturvorgang eintragen.

Einige Webseiten helfen Ihnen, darauf zu achten, was in der jeweiligen Jahreszeit besonders interessant ist:

Nabu:
www.nabu.de/tiere-und-pflanzen/pflanzen/pflanzenwissen/jahreszeiten.html

Deutscher Wetterdienst:
www.dwd.de/DE/klimaumwelt/klimaueberwachung/phaenologie/phaenologie_node.html

Naturbeobachtung und -mentoring

Wenn Sie Interesse an einem tieferen Wissen über Menschen haben, die einen großen Teil ihres Lebens in der Natur verbringen oder wenn Sie in die Kultur der frühen Menschen und Naturvölker einsteigen wollen, sollten Sie Kontakt mit einer Wildnisschule aufnehmen, die in diesem Portal genannt werden: *www.wildnisschulenportal-europa.de.*

Zwei Wildnisschulen, die ich aus eigener Erfahrung empfehlen kann:

Jürgen Gerzabek: *www.naturmentoring.at*

Hans Mühlegger: *http://naturlernzentrum.com*

Hier einer der Väter des Naturmentorings, allerdings in den USA: **Jon Young:** *http://8shields.com/*

Eine sehr schöne Webseite zum Thema Naturbeobachtung gibt es außerdem hier: *www.nabu-naturgucker.de/natur.dll/$/*

Pflanzen für den Garten

Für Ihren Garten oder speziell Ihren Rhythmusgarten empfehlen sich Pflanzen, die besonders robust und pflegeleicht sind und einen hohen Gehalt an Inhaltsstoffen wie Vitaminen, Duftstoffen, Antioxidantien und Geschmacksstoffen haben. Alte Sorten, die nicht hybridisiert sind, sind hier besonders gut geeignet. Die Arche Noah in Österreich hat sich auf solche

Sorten spezialisiert und bietet insgesamt 6000 verschiedene traditionelle Gemüse-, Getreide- und Obstsorten an, die von privaten Mitgliedern im eigenen Garten weitergezogen und vermehrt werden *www.arche-noah.at*. Damit leistet die Arche einen wertvollen Beitrag zur Erhaltung der Artenvielfalt und hat viele schon verschollen geglaubte Sorten wieder für die Allgemeinheit zugänglich gemacht. Wenn Sie können, werden Sie Mitglied der Arche Noah und nutzen Sie die Pflanzenmärkte, um sich mit wertvollen alten Sorten für Ihren Garten einzudecken. In meiner Zeit als Zivildienstleistender habe ich 1987 die ersten 100 Menschen zusammengebracht und den gemeinnützigen Verein gegründet, der später zur Arche Noah wurde. Die Geschichte der Arche können Sie hier nachlesen: *www.arche-noah.at/ueber-uns/ueber-den-verein*.

Wagners Kräutergärtnerei in Kapfenstein bietet zahlreiche Duftpflanzen für Ihren Rhythmusgarten in Bioqualität an *www.gartenbauwagner.at*. Ein Schüler von Wagner hat in Deutschland eine sehr erfolgreiche Gewürz-und Duftpflanzengärtnerei eröffnet, deren 200-seitigen Katalog Sie auch aus dem Internet herunterladen können. Gärtnerei Rühlemann (*www.kraeuter-und-duftpflanzen.de*) bietet eine Unzahl an wunderbaren Pflanzen an und verschickt auch per Post.

Fruchtgehölze und Strauchpflanzen, die besonders gut an das alpine Klima adaptiert sind, erhalten Sie beispielsweise bei der Gärtnerei Artner in Oberösterreich. Die Pflanzen sind größtenteils in Bioqualität und so außergewöhnliche Sorten wie die Tiroler Bergmarille und auch die Indianer-Banane (Paw Paw) werden von Artner geführt und auch per Post versendet. *www.artner.biobaumschule.at*

Eine Bio-Gärtnerei mit einem 45-seitigen Katalog, den Sie auch von der Webseite herunterladen können, und zahlreichen essbaren Raritäten und Duftpflanzen ist Syringa (*www.syringa-pflanzen.de*) in Binningen in der Nähe von Schaffhausen.

Wertvolle alte Obstsorten mit höherem Vitamingehalt und weniger Zucker als die heutigen Sorten erhalten Sie bei Bio-Gartenversand Hof Jewel (*https://biogartenversand.de*) unter dem Menüpunkt »Bäume und Gehölze«. Jewel hat auch ein großes Angebot an Zubehör für einen exzellenten Bio-Garten. Der Hof hat jedoch kein Ladengeschäft und wickelt Bestellungen nur über den Versandweg ab.

Auf Obstbäume spezialisiert ist die in der Nähe von Kassel in Wolfhagen-Nothfelden gelegene Bioland Baumschule Pflanzlust (*www.pflanzlust.de*). Sie hat auch Apfelsorten im Programm, die für Apfelallergiker geeignet sind.

Und schließlich möchte ich noch die Bio-Baumschule Brenninger erwähnen (*www.baumschule-brenninger.de*), die im oberbayerischen Klima auf einer Seehöhe von 550 Metern zwischen München und Landshut vorwiegend Obstgehölze, Beerenobst und Wildfrüchte vermehrt.

Ausrüstung für das Leben in der Natur

Outdoor-Ausrüstung
Für Übernachtungen im 1000-Sterne-Hotel brauchen Sie nicht allzu viel Ausrüstung, sie sollte aber von hoher Qualität sein. Auch wenn Sie nur im eigenen Garten oder auf der Terrasse beginnen, macht es trotzdem Sinn, eine stabile und warme Unterlage (ISO-Matte) zu haben, auf der Sie die Nacht verbringen

können. Sie sollten ja nicht schon beim ersten Mal kälteschlotternd ins Haus flüchten müssen oder am Morgen völlig erschlagen sein. In Tests aufgrund ihrer Bequemlichkeit besonders gut abgeschnitten hat die Dream Matte von Vaude, für die Sie etwa 100 Euro ausgeben müssen. Wenn Sie noch jünger sind und nicht so viel Bequemlichkeit benötigen, gibt es auch weniger dicke Matten zu günstigeren Preisen, zum Beispiel von Therm-A-Rest.

Auch ein guter Schlafsack kann in der Kälte der Nacht wertvoll sein. Achten Sie darauf, dass das Innenmaterial aus Baumwolle ist, damit Sie darin nicht schwitzen. Ein sehr angenehmes Modell ist der Selma von Nordisk, mit Baumwollfutter und Daunenfüllung. Es gibt ihn in verschiedenen Kältestufen, sodass Sie individuell wählen können, wie mollig warm Sie es haben wollen.

Messer

Wenn Sie sich in der Natur bewegen, ist ein Taschenmesser sehr hilfreich. Sie können es nutzen, um Pflanzenteile abzuschneiden, Holz zu zerkleinern oder auch zum Schnitzen. Sie können einen Feuerbohrer damit herstellen oder Rinde abschälen. Achten Sie auf eine feststellbare Klinge, die Sie vor Unfällen durch Zuklappen des Messers schützt.

Die einfachste Variante in guter Qualität ist ein Messer der französischen Firma Opinel, das leicht und in verschiedenen Größen ab 12 Euro erhältlich ist. Für Kinder bekommen Sie spezielle Varianten mit abgerundeter Spitze. Ein Schweizer Messer, wie von Victorinox hergestellt und in der Preisklasse von 20 bis 80 Euro, hat zwar zahlreiche Werkzeuge, die von Nutzen sein können, wie zum Beispiel Pinzette, Flaschenöffner und kleine Säge, doch meist keine arretierbare Messerklinge.

Besonders schöne Messer, die gut in der Hand liegen und sehr lange scharf bleiben, erhalten Sie von der norwegischen Firma Helle. Das Taschenmesser Skala hat zum Beispiel eine herausragende Qualität und wird Sie lange Zeit erfreuen. Die Klinge ist arretierbar und sehr scharf, weshalb man besonders vorsichtig damit umgehen sollte.

Adressen und Links

Eurythmie

Bei diesen Adressen und Verbänden können Sie Auskunft erhalten, wenn Sie Interesse an Kursen für Eurythmie haben. Die Verbände nennen Ihnen lokale Angebote. Auch in Waldorfschulen können Sie nachfragen, meist können auch diese Rat geben.

Verband der Eurythmisten: *www.eurythmie-info.de/*

Berufsverband der Heileurythmisten:
www.berufsverband-heileurythmie.de/

Einrichtungen, die Rhythmus vermitteln

Es gibt derzeit leider noch keine Einrichtungen, die Rhythmustherapie professionell anbieten. Vor zwei Jahren haben wir unter dem Namen tessera ena (griechisch für 4:1, das Verhältnis von Herzschlag zu Atmung in der Nacht) eine Initiative für Rhythmustherapieeinrichtungen in der Steiermark und Kärnten gestartet. Leider stellte sich der wirtschaftliche Erfolg zu langsam ein, sodass sie nach wenigen Monaten wieder geschlossen wurden. Ich erwähne das hier dennoch, weil ich weiterhin hoffe, dass es bald solche Einrichtungen geben wird.

Webseite zum Buch
Zu diesem Buch gibt es eine Webseite, auf der zusätzliche Materialien und weiterführende Informationen bereitgestellt werden. Auf *www.rhythmus.at* finden Sie u. a.:

- Hexameter-Downloads mit Klangbeispielen und Texten
- Beispiele von ChronoCardiogrammen – den grafischen Bildern der Herzrhythmusflexibilität

Literaturempfehlungen

Chronobiologie und Zeit

Griffiths, Jay: *Zeit der Venus. Zurück zu einem Leben ohne Uhr?* Rütten & Loening, 1999

Vergleich von linearen und zyklischen Zeitmodellen und ihre erstaunlichen Auswirkungen auf die menschliche Gesellschaft.

Hildebrandt, Gunther; Moser, Maximilian; Lehofer, Michael: *Chronobiologie und Chronomedizin. Biologische Rhythmen-Medizinische Konsequenzen.* Weiz: gesundheitsleitsystem, 2013

Überblick über das gesamte Spektrum der menschlichen Rhythmik und eine umfassende Darstellung unseres Zeitorganismus.

Roenneberg, Till: *Wie wir ticken. die Bedeutung der Chronobiologie für unser Leben.* DuMont, 2012

Spork, Peter: *Das Uhrwerk der Natur. Chronobiologie: Leben mit der Zeit.* Rowohlt Taschenbuch Verlag, 2004

Wieden, Michael: *Chronobiologie im Personalmanagement. Wissen, wie Mitarbeiter ticken.* Springer Gabler, 2016

Diese drei Bücher geben einen Überblick über chronobiologische Forschung und ihre Anwendung, insbesondere unter dem Gesichtspunkt der Tagesrhythmik.

Peters, Markus: *Gesundmacher Herz. Wie es uns steuert, verbindet und heilt.* VAK, 2016

Das Herz als Rhythmusgeber unseres Organismus, mit einem Beitrag zum ChronoCardiogramm vom Autor dieses Buches.

Gesundheit und Schlaf

Moser, Maximilian; Thoma, Erwin: *Die sanfte Medizin der Bäume. Gesund leben mit altem und neuem Wissen.* Servus, 2014

Wie sich ein Holzumfeld positiv auf den menschlichen Organismus auswirkt. Ein Buch, geschrieben von einem Förster und einem Chronobiologen.

Moser, Maximilian: *Das Geheimnis der Zirbe. Gesund im Schlaf.* Servus, 2015

Die wahre Geschichte des Projektes, das Vollholzmöbel und Zirbenbetten wieder salonfähig gemacht und vielen Tischlereien zu neuem Leben verholfen hat.

Grünewald, Peter; Moser, Maximilian; Gutberlet, Wolfgang: *Wachsen am Widerstand – Adaptive Resilienz. Leistungsfähig und gesund auch unter Belastung.* W-E-G, 2015

Resilienz ist die Fähigkeit, mit Belastungen umzugehen, ohne dabei Schaden zu leiden. In dem Buch werden verschiedene

Wege beschrieben, die eigene Resilienz auch in der heutigen Zeit zu steigern.

Zulley, Jürgen; Knab, Barbara: *Die kleine Schlafschule. Wege zum guten Schlaf.* Herder, 2011

Schlafen kann man lernen, was in diesem Buch in praktischen Übungen gezeigt wird.

Kochen und Fermentieren

Hildmann Attila: *Vegan for Starters – Die einfachsten und beliebtesten Rezepte aus vier Kochbüchern.* Becker Joest Volk Verlag, 2015

Attila Hildmann hat es geschafft, so gute vegane Rezepte zu entwickeln, dass sogar eingeschworene Fleischesser begeistert sind und auch Kinder Freude am gesunden Essen haben.

Manuela Rüther: *Bitter – Der vergessene Geschmack. Von Artischocke bis Zichorie. Rezepte für Gesundheit und Genuss.* AT Verlag, 2016

Zucker und die Geschmacksrichtung »süß« umgibt uns heute überall, sodass die Gefahr besteht, wichtige Antioxidantien, die meist sauer oder bitter sind, in viel zu geringem Maße aufzunehmen. Dieses Buch ergreift bewusst die Gelegenheit, leckere Rezepte mit gesunden bitteren Gemüsen, Früchten und Kräutern zu arrangieren, um eine vergessene Geschmacksrichtung wieder köstlich und interessant zu machen.

Katz, Sandor Ellix: *So einfach ist Fermentieren.* Kopp, 2014

Fermentierte Lebensmittel helfen unseren Mikrobiom, also unseren wichtigen gesunden Bakterien, Vielfalt und damit Stabilität zu bewahren. Sandor Katz hat selbst eine Fülle von Rezepten zur köstlichen Fermentierung verschiedener Lebensmittel entwickelt, von denen er die besten in diesem Buch vorstellt.

Byung-Hi Lim und Byung-Soon Lim: *Kimchi – Die Seele der koreanischen Küche.* Edition Fackelträger 2016

Kimchi ist die koreanische Version von Sauerkraut, nur feiner und voll intensivem Geschmack. Es enthält außer Chinakohl z. B. Karotten, Rettiche und andere Gemüse.

Für alle, die fermentierte Lebensmittel mit feinem Geschmack kennenlernen wollen, ist dies ein appetitanregendes Einführungsbuch.

Fischer-Rizzi, Susanne: *Wilde Küche. Das grosse Buch vom Kochen am offenen Feuer.* AT Verlag 2011

Oliver, Jamie: *Genial italienisch.* Dorling Kindersley 2006

Garten, Kräuter, Heilpflanzen

Bühring, Ursel: *Heilpflanzenrezepte. Die besten aus der Freiburger Heilpflanzenschule.* Ulmer, 2014

Praktische Anwendung bewährter Heilpflanzenrezepte.

Storl, Wolf-Dieter: *Der Selbstversorger. Mein Gartenjahr: Säen, pflanzen, ernten.* GU, 2016

Storl, Wolf-Dieter: *Heilkräuter und Zauberpflanzen zwischen Haustür und Gartentor.* AT Verlag, 2005

Wolf-Dieter Storl schafft es immer wieder, seine Bücher durch interessante Anekdoten und Erlebnisse so spannend zu machen, dass man sich kaum davon lösen kann.

Fischer-Rizzi, Susanne: *Mit der Wildnis verbunden: Zwölf Wege in die Natur: Kraft schöpfen, sich sicher in der Natur bewegen.* Kosmos, 2016

Fischer-Rizzi, Susanne: *Medizin der Erde: Heilanwendung, Rezepte und Mythen unserer Heilpflanzen.* AT Verlag, 2010

Susanne Fischer-Rizzi hat ihr ganzes Leben in enger Verbindung mit der Natur verbracht. Aus der Fülle ihres Erfahrungsschatzes berichtet sie in diesen beiden Büchern.

Zimmermann, Eliane: *Aromatherapie. Die Heilkraft ätherischer Pflanzenöle.* Irisiana, 2016

Aromatherapie seriös: eine erstaunlich wirkungsvolle Präventions- und Therapiemethode. Viele Erkältungen in der Verwandtschaft habe ich damit abgefangen.

Beschleunigung und Eigenzeit

Ende, Michael: *Momo.* Thienemann Verlag, 1973

Zeit als ewiger Rhythmus: Ein visionärer und berührender Roman über die Folgen der Beschleunigung, bereits im Jahr 1973 von Michael Ende verfasst. Besonders spannend: die Geschichte des Herzraums im zweiten Drittel des Buches.

Ende, Michael: *Die unendliche Geschichte.* Thienemann Verlag, 1979

Peter Borscheid: *Das Tempo-Virus. Eine Kulturgeschichte der Beschleunigung.* Campus Verlag, 2004

Levine, Robert: *Eine Landkarte der Zeit. Wie Kulturen mit Zeit umgehen.* Piper, 1999

Nadolny, Sten: *Die Entdeckung der Langsamkeit.* Piper, 1983

Alle drei Bücher beschreiben den Umgang mit Zeit in verschiedenen Kulturen, jeweils aus unterschiedlicher Perspektive.

Musik und Klang

Cox, Trevor: *Das Buch der Klänge. Eine Reise zu den akustischen Wundern der Welt.* Springer Spektrum, 2015

Ein Ohröffner von einem Spezialisten für besondere Klänge und Raumerfahrungen: von der Eistrompete über das Steinxylophon bis zu Wispergalerien und erstaunlichen Tierlauten.

Schafer, Murray, R: *Anstiftung zum Hören – 100 Übungen zum Hören und Klänge Machen.* Breitkopf & Härtel, 2003

Murray Schafer hat das Wort Soundscape für Klanglandschaft erfunden. Er war einer der ersten, die auf die schleichende Zerstörung der Stille in unserer heutigen Gesellschaft aufmerksam gemacht hat. Das Buch macht Lust auf aktives Hören und hilft, bewusst akustische Landschaften zu erleben.

Früh- und Urgeschichte

Clottes, Jean: *Cave Art.* Phaidon 2010 (englisch)

Leider gibt es dieses Buch derzeit nur auf Englisch oder Französisch, es ist eine großartige und spannende Beschreibung der Kunst, die vor 30 000 Jahren in den europäischen Höhlen entwickelt wurde.

Zum Abschluss: Ein Märchen und eine verblüffende wissenschaftliche Entdeckung

Als dieses Buch entstand, gab es verschiedenste Vorschläge für den Titel. Auch ich überlegte mir, wie man diese neuen Inhalte mit einem geeigneten Titel am besten fassen könne, und tendierte dabei zu etwas Poetischem, wie zum Beispiel »Die wiedergewonnene Zeit«. In der Nacht, nachdem ich die ersten Entwürfe des Buchumschlags sah, bewegten mich der Inhalt und der mögliche Titel, und ich nahm mir vor, alles nochmals zu überschlafen, bevor ich einem endgültigen Titelvorschlag zustimmen würde. Etwa um drei Uhr früh wachte ich auf und konnte lange nicht mehr einschlafen, was in den letzten Jahren nicht sehr oft passiert ist. In dieser halbwachen Zeit fiel mir ein Märchen ein, das ich am nächsten Morgen sofort aufschrieb und das ich Ihnen hier zum Abschluss als kleine Erinnerung an die stillen Stunden überreichen möchte. Es erinnert im ersten Teil an das Grimm'sche Märchen von »Gevatter Tod«.

Der Begriff der »Schneeflockenzeit« kam mir in diesen schlaflosen Nachtstunden in den Sinn. Er beschreibt recht gut, wie wir die Zeit in einer anderen und reicheren Weise erleben können. Ein paar Wochen später dann hatte ich ein geradezu unwahrscheinliches Déjà-vu: In einer soeben erschienenen Publikation beschrieben Physiker erstmals einen sogenannten Zeitkristall, eine Struktur der Materie, die nicht wie ein normaler Kristall durch eine Wiederholung von räumlichen Strukturen entsteht, sondern durch eine Wiederholung zeitlicher Strukturen, man könnte also sagen, durch eine Wiederholung von Rhythmen. Ein Freund hatte mir die Arbeit zugeschickt, und als ich sie durchlas, wurde mir klar, dass diese Physiker im Bereich der nichtlebendigen Materie etwas entdeckt hatten, was wir Chronobiologen seit Jahrzehnten im Bereich des Lebens untersuchen: den Zeitkristall der Organismen! Alle in diesem Buch beschriebenen biologischen Rhythmen formen zusammen einen Zeitorganismus, den man auch als Zeitkristall – oder eben in etwas poetischerer Form als »Schneeflockenzeit« bezeichnen könnte.

Die Schneeflockenzeit

Vor gar nicht allzu langer Zeit lebte ein Mann, der hatte viele, sehr viele Dinge zu tun. Er musste von einem Ort zum anderen reisen und von dort zum dritten und dann wieder zurück, und er hatte überall Besprechungen und Termine. Sein eigenes Leben, von dem er vor langer Zeit, als er noch ein Kind war, geträumt hatte, war schon fast völlig vergessen. Die Zeit seines Lebens kam ihm unendlich kurz vor, sie raste nur so an ihm vorbei. Andererseits erschien sie ihm unerträglich lang, wenn er die Tage bis zum seinen nächsten Urlaub zählte und feststellte, dass er noch fünf Wochen durchhalten musste.

Eines nachts hatte er einen Traum: In einer großen Höhle brannten viele Kerzenlichter, große und kleine. Einige leuchteten hell und kräftig, andere waren winzig und leuchteten nur noch kläglich, andere wiederum waren gerade dabei zu verlöschen. Er wanderte durch die Höhle und blickte von einem zum anderen Licht. In die Kerzen, so sah er nach einigem Hinschauen, waren Namen eingeschrieben, und bald entdeckte er eine Gruppe von Kerzen, die die Vornamen seiner Freunde und Bekannten trugen. Er schaute genauer, und schließlich sah er eine Kerze mit seinem Namen. Ihr Licht war nur noch ganz schwach, und er hatte den Eindruck, dass es demnächst verlöschen würde, obwohl die Kerze selbst noch groß und ansehnlich aussah.

Schweißgebadet wachte er auf und stellte fest, dass sein Herz raste und er zwar noch immer sehr müde war, aber nicht mehr einschlafen konnte. Bis zum frühen Morgen grübelte er, was dieser Traum bedeuten sollte, und beschloss dann schließlich, aufzustehen und etwas für sein eigenes Leben zu tun.

Gleich am Vormittag suchte er nach einer Möglichkeit, für einige Tage Abstand von seiner Arbeit zu bekommen. Er erhielt tatsächlich ein paar Tage Urlaub und fand einen Kurs, der eine mehrtägige Wanderung durch einen entlegenen Wald ankündigte. Ein ganz einfaches Leben sollte während dieser Wanderung geführt werden, man wollte mit der Sonne aufstehen und schlafen gehen, kein Handy und kein elektrisches Licht verwenden und mit einfachen Mitteln das Essen selbst zubereiten. Spontan entschied er sich, an dem Kurs teilzunehmen.

In den ersten Tagen der Wanderung fiel es dem Mann nicht leicht, auf all die Segnungen der modernen Zeit zu verzichten, die ihn nun über viele Jahre begleitet hatten. Bald aber bemerkte er, dass seine Lebensenergie wiederkam, dass er sich über den Vogel freute, der über die Ästchen eines Baumes turnte, über den murmelnden Bach, aus dem er trinken konnte, wenn er durstig war, über die frischen Tannenwipfel, die angenehm sauer schmeckten und die Zeit bis zum nächsten Essen zu überbrücken halfen. Er begann, all das zu entdecken, was den Menschen viele Jahrhunderte bei ihren Wanderungen durch die Welt Freude gemacht hatte. An den Abenden war er nun sehr müde und konnte gut schlafen. An Träume erinnerte er sich morgens nicht.

In der letzten Nacht der Wanderung jedoch hatte er wieder einen Traum: Er befand sich am Rand der großen Stadt und war auf der Suche nach einem Ort, den er nicht finden konnte. Es musste um die Weihnachtszeit sein, weil große Schneeflocken vom Himmel rieselten und die Geschäfte weihnachtlich geschmückt waren. Er wusste, dass er zu einem Termin erscheinen sollte, aber er konnte sich nicht erinnern, wo genau dieser stattfinden sollte. An einer Straßenecke stand ein kleines Mädchen, das hatte ein paar bemalte Karten vor sich liegen und eine Mütze, in der Münzen lagen. Schon wollte er ungeduldig weitergehen, da bemerkte er, dass das Mädchen ihn anblickte. Er griff in die Tasche, um eine Münze in ihre Mütze zu werfen. Das Mädchen dankte mit einer kleinen Verneigung und sagte: »Warten Sie, Herr, ich muss Ihnen etwas zeigen.« Dann hob es vorsichtig eine der bemalten Karten vom Boden auf und fragte ihn: »Haben Sie sich schon einmal eine Schneeflocke genau angesehen?« Auf der Karte, inmitten einer schwarzen Fläche, lag eine große Schneeflocke und glitzerte. »Sehen Sie einmal genau hin«, sagte das Mädchen, »von einer großen Ecke der Schneeflocke zur anderen ist es nur ein kleiner Weg. Und doch, wenn sie an allen kleinen Ecken entlang und an den daranhängenden wieder kleineren Ecken entlangwandern, können Sie unendlich viel erleben.«

Wieder wachte der Mann auf, doch diesmal mit dem Gefühl, etwas ganz Wichtiges erkannt zu haben. Er musste keinen Termin mehr erreichen und keinen Ort mehr finden – er war bei sich selbst angekommen. Es waren nicht die großen Dinge, die er vordringlich suchen musste, es waren die kleinen. Auf einer

Schneeflocke fand sein Leben statt. Er konnte wählen, ob er es hastig und unaufmerksam durchschreiten sollte, von Ecke zu Ecke eilend. Oder ob er sich Zeit für sein Leben nehmen und jede Kante, jedes kleine Eckchen genau betrachten und seine Schönheit bewundern sollte. Ob sich die Dauer seines Lebens dadurch verlängert, konnte niemand wissen. Die Qualität der Lebenszeit würde aber beträchtlich zunehmen.

So beschloss der Mann, von nun an anstelle der Zickzackzeit die Schneeflockenzeit zu wählen. Für jeden künftigen Tag, ja, für jeden Moment seines Lebens würde er sich Zeit nehmen. Er würde sein Leben rhythmisch einteilen, wie bei der Wanderung: mit Zeiten, in denen er schneller vorangeht, und solchen, in denen er verweilt. Was ihm im Leben entgegenkommt, würde er genau betrachten und sich an der Schönheit der Dinge und der Zeiten erfreuen.

Danksagung

Viele Menschen haben zu diesem Buch beigetragen, einigen darf ich danken: Gespräche und Erlebnisse mit meiner Frau Ilona und meinen Kindern, Anna, Stephan, Raphael, Miriam und Aimi, die unermüdliche und verantwortungsvolle Forschungsarbeit der MitarbeiterInnen des Human Research Institutes (ich darf hier Matthias Frühwirth, Dietmar Messerschmidt, Andrea Zöbinger namentlich nennen und auch den großen Einsatz und das Engagement der jungen Kollegen besonders betonen), Gespräche und Projekte mit befreundeten Wissenschaftlern und Künstlern wie David Auerbach, Dietrich von Bonin, Leopold Dorfer, Peter Grünewald, Wolfgang Kallus, Arkady Pikovsky, Mischa Rosenblum, Wolfgang Schad, Klaus Schrefler und Martin-Günter Sterner haben alle geholfen, das Mosaik zusammenzusetzen, aus dem letztlich dieses Buch entstanden ist.

Ganz herzlich danken möchte ich auch dem wunderbaren Team des Ullstein/Allegria Verlages, Frau Sandra Czech und Frau Diane Zilliges, die die Entstehung des Buches geduldig und immer ermunternd begleitet haben. Freunden wie Roland Adlmann, Günther Burndorfer, Günter Getzinger, Wolfgang Gutberlet, Thomas Hassler, Gottfried Jaufenthaler, Michael Lehofer, Mario Mayrhoffer, Helmut Wagner und Maria Zeisler, die in vielen Gesprächen zu meinem tieferen Verständnis von Rhythmus und Musik beigetragen haben und mich oft ermutigt haben, nicht aufzugeben, wenn die Lage aussichtslos schien, weil z. B. keine Gelder für Forschung mehr verfügbar schienen.

Was wäre der Mensch ohne Einbettung in die Natur? Anregungen zu diesem wertvollen Thema habe ich von Menschen erhalten, die ihr Leben in den Dienst von Pflanzenheilkunde, Naturmentoring und Achtsamkeit gestellt haben. Auch ihnen darf ich ganz herzlich danken (in alphabetischer Reihenfolge): Ulrike Baldessarini, Jürgen und Franziska Gerzabek, Ulrike Möderndorfer, Hans und Sandra Müllegger und Renato Strassmann.

Begonnen hat meine Reise in die Chronobiologie mit dem Austromir Projekt im Jahr 1989. Den Menschen, die es geschafft haben, in nur zwei Jahren drei wissenschaftliche Experimente für den Weltraum vorzubereiten und 1991 erfolgreich durchzuführen, gilt mein besonderer Dank: stellvertretend für über zwanzig Beteiligte darf ich Eugen Gallasch auf österreichischer Seite nennen sowie Roman Markowitsch Baevskij, den russischen Weltraummediziner, der als Student schon Juri Gagarin aus der ersten Raumkapsel geholfen hat, auf russischer Seite. Auch den Initiatoren und Teams von Baufit (unter anderem Erich Bata, Rosemarie Rerych, Norbert Winker) und allen anderen Projekten der betrieblichen Gesundheitsförderung darf ich ganz herzlich danken, sie haben wertvolle Erkenntnisse ermöglicht, die die Anwendung der Chronotherapie in der Praxis, teils erstmalig, darstellen konnten.

Schließlich darf ich noch der Medizinischen Universität Graz danken, insbesondere dem Institut für Physiologie, unter anderem Anita Ertl, Nandu Goswami, Anni Gries, Andrea Olschewski, Daniel Schneditz und allen anderen, die mich hier unterstützt haben, sodass es möglich war, so verschiedene und interdisziplinäre Projekte an einem Forschungsstandort durchzuführen.

Jeder Mensch, der heute in der Wissenschaft arbeitet, steht auf der Schulter von Riesen, die die Vorarbeit für unsere heutigen Erkenntnisse geleistet haben. Zwei solchen »Riesen« möchte ich ganz herzlich danken: Gunter Hildebrandt, der mit seinem Marburger Institut großartige Forschung gemacht hat, die erst langsam in ihrer Bedeutung verstanden wird und die Grundlage für viele neue chronobiologische Erkenntnisse ist. Und schließlich Thomas Kenner, der als weitsichtiger Leiter des damaligen Physiologischen Institutes und als Dekan der medizinischen Fakultät der Universität Graz durch seine Toleranz und seine Großzügigkeit ermöglicht hat, dass unsere vollkommen verrückten Projekte trotz aller widrigen Umstände durchgeführt werden konnten.

Wenn Sie, liebe Leserin, lieber Leser, unsere Forschungen unterstützen wollen, können Sie das über die Webseite unseres Instituts gerne machen.
www.humanresearch.at

Quellen

Einleitung

Aschoff, J.: Circadian Rhythms in Man. In: *Science.* 1965; 148(3676):1427–32.

Blaser ,M. J.: »Antibiotic use and its consequences for the normal microbiome«. In: *Science* 2016; 352(6285):544–5.

Brainard, G. C.; Hanifin J. P.: »Photons, clocks, and consciousness«. In: *J Biol Rhythms.* 2005; 20(4):314–25.

Brainard, G. C.; Hanifin, J. P.; Rollag M. D. et al.: »Human melatonin regulation is not mediated by the three cone photopic visual system«. In: *J Clin Endocrinol Metab.* 2001; 86(1):433–6.

Halberg, F.: »Circadian (about twenty-four-hour) rhythms in experimental medicine«. In: *Proc R Soc Med.* 1963; 56:253–7.

Hildebrandt, G.; Moser, M.; Lehofer, M.: *Chronobiologie und Chronomedizin.* Weiz: gesundheitsleitsystem, 2013.

Lockley, S. W.; Brainard, G. C.; Czeisler, C. A.: »High sensitivity of the human circadian melatonin rhythm to resetting by short wavelength light«. In: *J Clin Endocrinol Metab.* 2003; 88(9):4502–5.

Megdal, S. P.; Kroenke, C. H.; Laden, F. et al.: »Night work and breast cancer risk: a systematic review and meta-analysis«. In: *Eur J Cancer.* 2005; 41(13):2023–32.

Moser, M.; Fruhwirth, M.; Kenner, T.: »The symphony of life. Importance, interaction, and visualization of biological rhythms«. In: *IEEE Eng Med Biol Mag.* 2008; 27(1):29–37. [published Online First: 2008/02/14]

Moser, M.; Schaumberger, K.; Schernhammer, E. et al.: »Cancer and rhythm«. In: *Cancer Causes Control.* 2006; 17(4):483–7.

Pedersen, T. M.; Stokholm, J.; Thorsen, J. et al.: »Antibiotics in Pregnancy Increase Children's Risk of Otitis Media and Ventilation Tubes«. In: *J Pediatr.* 2017; 183:153–58 e1.

Pickard, G. E.; Sollars, P. J.: »Intrinsically photosensitive retinal ganglion cells«. In: *Sci China Life Sci.* 2010; 53(1):58–67. *f*

Rafnsson, V.; Hrafnkelsson, J.; Tulinius, H.: »Incidence of cancer among commercial airline pilots«. In: *Occup Environ Med.* 2000; 57(3):175–9.

Rees, T.; Blaser, M.: »Waking up from antibiotic sleep«. In: *Perspect Public Health.* 2016; 136(4):202–4.

Semba, J.; Toru, M.; Mataga, N.: »Twenty-four hour rhythms of norepinephrine and serotonin in nucleus suprachiasmaticus, raphe nuclei, and locus coeruleus in the rat«. In: *Sleep.* 1984; 7(3):211–8.

Stevens, R. G.; Hansen, J.; Costa, G. et al.: »Considerations of circadian impact for defining ›shift work‹ in cancer studies: IARC Working Group Report«. In: *Occup Environ Med.* 2011; 68(2):154–62.

Die Welt der biologischen Rhythmen

Amelung, W.; Hildebrandt, G.: *Balneologie und medizinische Klimatologie 1–2.* Springer, 1985.

Baylis, D.; Bartlett, D. B.; Patel, H.P. et al.: »Understanding how we age: insights into inflammaging«. In: *Longev Healthspan.* 2013; 2(1):8.

Béliveau, R.; Gingras, D.; van Laak, H.: *Krebszellen mögen keine Himbeeren: Nahrungsmittel gegen Krebs. Das Immunsystem stärken und gezielt vorbeugen.* Kösel, 2017.

Belstrom, D.; Holmstrup, P.; Bardow, A. et al.: »Temporal Stability of the Salivary Microbiota in Oral Health«. In: *PLoS One.* 2016; 11(1):e0147472.

Bjerklie, D.: »Health: Does Poetry Make The Heart Grow Stronger?«. In: *Time.* 2004; Aug 02, 2004

Budwig, J.: *Öl-Eiweiß-Kost.* Sensei, 2010.

Bull, M.J.; Plummer, N.T.: »Part 1: The Human Gut Microbiome in Health and Disease«. In: *Integr Med (Encinitas).* 2014; 13(6):17–22.

Burke, T.M.; Markwald, R.R.; McHill, A. W. et al.: »Effects of caffeine on the human circadian clock in vivo and in vitro«. In: *Sci Transl Med.* 2015; 7(305):305ra146.

Carrapato, M. R.; Ferreira, A. M.; Wataganara, T.: »Cesarean section: the pediatricians' views«. In: *J Matern Fetal Neonatal Med.* 2016:1–5.

Caspers, H.: »Spawning periodicity and habitat of the palolo worm Eunice viridis (Polychaeta: Eunicidae) in the Samoan Islands«. In: *Marine Biology.* 1984; 79(3):229–36.

Chandrasekaran, A.; Idelchik, M. D.; Melendez, J. A.: »Redox control of senescence and age-related disease«. In: *Redox Biol.* 2017; 11:91–102.

Clemente, J.C.; Pehrsson, E. C.; Blaser, M.J. et al.: »The microbiome of uncontacted Amerindians«. In: *Sci Adv.* 2015; 1(3).

Collen, A.: *Die stille Macht der Mikroben: Wie wir die kraftvollsten Gesundmacher bei der Arbeit unterstützen können.* Riemann, 2015.

Cunliffe, B.: »By Steppe, Desert and Ocean – The Birth of Eurasia«. Oxford University Press, 2014.

Cysarz, D.; von Bonin, D.; Lackner, H. et al.: »Oscillations of heart rate and respiration synchronize during poetry recitation«. In: *Am J Physiol Heart Circ Physiol.* 2004; 287(2):H579–H87.

Dement, W. C.: *Der Schlaf und unsere Gesundheit.* Limes, 2000.

Endres, K.-P.; Schad, W.: *Biologie des Mondes. Mondperiodik und Lebensrhythmen.* S. Hirzel, 1997.

Fagan, B.: *Cro-Magnon – Das Ende der Eiszeit und die ersten Menschen.* Theiss, 2012.

FitzGerald, C. M.: »Do enamel microstructures have regular time dependency? Conclusions from the literature and a large-scale study«. In: *J Hum Evol.* 1998; 35(4–5):371–86.

Fleishman, S.: »Insomnia: Medicalization of sleep may be needed«. In: *Nature.* 2012; 491(7425):527.

Fu. L.; Kettner, N. M.: »The circadian clock in cancer development and therapy«. In: *Prog Mol Biol Transl Sci.* 2013; 119:221–82.

Goel, S.; Wong, A. H.; Jain, R. K.: »Vascular normalization as a therapeutic strategy for malignant and nonmalignant disease«. In: *Cold Spring Harb Perspect Med.* 2012; 2(3):a006486.

Gray, M. W.: »Lynn Margulis and the endosymbiont hypothesis: 50 years later«. In: *Mol Biol Cell.* 2017; 28(10):1285–87.

Hakim, F.; Wang, Y.; Zhang, S. X. et al.: »Fragmented sleep accelerates tumor growth and progression through recruitment of tumor-associated macrophages and TLR4 signaling«. In: *Cancer Res.* 2014; 74(5):1329–37.

Hope, P. R.; Jones, G.: »Warming up for dinner: torpor and arousal in hibernating Natterer's bats (Myotis nattereri) studied by radio telemetry«. In: *J Comp Physiol B.* 2012; 182(4):569–78.

Hut, R. A.; Dardente, H.; Riede, S. J.: »Seasonal timing: how does a hibernator know when to stop hibernating?«. In: *Curr Biol.* 2014; 24(13):R602–5.

Iliff, J. J.; Nedergaard, M.: »Is there a cerebral lymphatic system?«. In: *Stroke.* 2013; 44(6 Suppl 1):S93–5.

Innominato, P. F., Giacchetti, S.: Bjarnason, G. A. et al.: »Prediction of overall survival through circadian rest-activity monitoring during chemotherapy for metastatic colorectal cancer«. In: *Int J Cancer.* 2012; 131(11):2684–92.

Kathleen, M.: »This is our brain on parasites«. Boston: Houghton Mifflin Harcourt, 2016.

Kennedy, E. A., Connolly, J.; Hourihane, J. O. et al.: »Skin microbiome before development of atopic dermatitis: Early colonization with commensal staphylococci at 2 months is associated with a lower risk of atopic dermatitis at 1 year«. In: *J Allergy Clin Immunol.* 2017; 139(1):166–72.

Kent, L. K.; Shapiro, P. A.: »Depression and related psychological factors in heart disease«. In: *Harv Rev Psychiatry.* 2009; 17(6):377–88.

Kleitman, N.; Engelmann, G.: »The development of the diurnal (24-hour) sleep-wakefulness rhythm in the infant«. In: *Acta Med Scand Suppl.* 1955; 307:106.

Kothes, Paul J.: *Sie wartet schon vor deiner Tür.* J. Kamphausen in J. Kamphausen Mediengruppe GmbH, 2006.

Kralemann, B.; Fruhwirth, M.; Pikovsky, A. et al.: »In vivo cardiac phase response curve elucidates human respiratory heart rate variability«. In: *Nat Commun.* 2013; 4:2418.

Lagerlöf, S.: *Nils Holgerssons wunderbare Reise mit den Wildgänsen.* Anaconda, 2011.

Langbein, K.; Wolner, S.; Moser, M.: Film: *Künstliche Zeit und innere Uhr – Wie unser Leben aus dem Takt gerät* (51 min). Wien, 2015.

Louv, R.: *Das letzte Kind im Wald: Geben wir unseren Kindern die Natur zurück!.* Herder spektrum, 2013.

Machatschek, M.: *Nahrhafte Landschaft 1–4.* Wien: Böhlau, 2004ff.

Main, B. S.; Minter, M. R.: »Microbial Immuno-Communication in Neurodegenerative Diseases«. In: *Front Neurosci.* 2017; 11:151.

Margulis, L.: »Symbiosis and evolution«. In: *Sci Am.* 1971; 225(2):48–57.

Margulis, L:. »The microbes' contribution to evolution«. In: *Biosystems.* 1975; 7(2):266–92.

Mitchell, R.; Popham, F.: »Effect of exposure to natural environment on health inequalities: an observational population study«. In: *Lancet.* 2008; 372(9650): 1655–60.

Moser, M.; Fruhwirth, M.; Penter, R. et al.: »Why life oscillates--from a topographical towards a functional chronobiology«. In: *Cancer Causes Control.* 2006; 17(4):591–9. [published Online First: 2006/04/06]

Moser, M.; Kripke, D. F.: »Insomnia: More trials needed to assess sleeping pills«. In: *Nature.* 2013; 493(7432):305.

Moser, M.; Lehofer, M.; Hildebrandt, G. et al.: »Phase and frequency coordination of cardiac and respiratory function«. In: *Biol Rhythm Res.* 1995; 26(100–11):100–11.

Moser, M.; Lehofer, M.; Sedminek, A. et al.: »Heart rate variability as a prognostic tool in cardiology. A contribution to the problem from a theoretical point of view«. In: *Circulation.* 1994; 90(2):1078–82. [published Online First: 1994/08/01]

Moser, M.; Penter, R.; Fruehwirth, M. et al.: »Why life oscillates – biological rhythms and health«. In: *Conf Proc IEEE Eng Med Biol Soc.* 2006; 1:424–8.

Moser, M.; Thoma, E.: *Die sanfte Medizin der Bäume: Gesund leben mit altem und neuem Wissen.* Servus Verlag, 2014.

Nasrollah, L.; Maradey-Romero, C.; Jha, L. K. et al.: »Naps are associated more commonly with gastroesophageal reflux, compared with nocturnal sleep«. In: *Clin Gastroenterol Hepatol.* 2015; 13(1):94–9.

Ornish, D.: *Die revolutionäre Therapie: Heilen mit Liebe. Krankheiten ohne Medikamente überwinden.* Goldmann Verlag, 2001.

Ortiz-Tudela, E.; Mteyrek, A.; Ballesta, A. et al.: »Cancer chronotherapeutics: experimental, theoretical, and clinical aspects«. In: *Handb Exp Pharmacol.* 2013; (217):261–88.

Palesh, O.; Aldridge-Gerry, A.; Ulusakarya, A. et al.: »Sleep disruption in breast cancer patients and survivors«. In: *J Natl Compr Canc Netw*. 2013; 11(12):1523–30.

Peskov, V.: »Ermites dans la Taïga« (Französisch). Actes Sud, 1995.

Peters, M.: *Gesundmacher Herz: Wie es uns steuert, verbindet und heilt. Der geniale Impulsgeber für Körper und Seele*. VAK, 2016.

Pollmann, L.: »Wound healing – a study on circaseptan reactive periodicity«. In: *Chronobiol Int*. 1984; 1(2):151–7.

Pollmann, L.; Hildebrandt, G.: »Long-term control of swelling after maxillo-facial surgery: a study of circaseptan reactive periodicity«. In: *Int J Chronobiol*. 1982; 8(2):105–14.

Rajaratnam, S. M.; Barger, L. K.; Lockley, S.W. et al.: »Sleep disorders, health, and safety in police officers«. In: *JAMA*. 2011; 306(23):2567–78.

Rivkees, S. A.: »Developing circadian rhythmicity in infants«. In: *Pediatrics*. 2003; 112(2):373–81.

Roenneberg, T.; Kuehnle, T.; Pramstaller, P. P. et al.: »A marker for the end of adolescence«. In: *Curr Biol*. 2004; 14(24):R1038–9.

Saint-Exupérie, Antoine de: *Die Stadt in der Wüste*. Karl Rauch Verlag, 2009, © 1956 und 2009 Karl Rauch Verlag, Düsseldorf

Sampson, T. R.; Debelius, J. W.; Thron, T. et al.: »Gut Microbiota Regulate Motor Deficits and Neuroinflammation in a Model of Parkinson's Disease«. In: *Cell*. 2016; 167(6):1469–80 e12.

Schandry, R.: *Lehrbuch der Psychophysiologie*. 2. überarbeitete und erweiterte Auflage ed. Psychologie Verlags Union, 1989.

Schmidt, M. E.; Semik, J.; Habermann, N. et al.: »Cancer-related fatigue shows a stable association with diurnal cortisol dysregulation in breast cancer patients«. In: *Brain Behav Immun*. 2016; 52:98–105.

Schiller, F.: *Gedichte*. Klett, 1795.

Seyfert, F.: *Phänologie*. VerlagsKG Wolf, 2007.

Shaw, P.; Greenstein, D.; Lerch, J. et al.: »Intellectual ability and cortical development in children and adolescents«. In: *Nature*. 2006; 440(7084):676–9.

Shimozuru, M.; Nagashima, A.; Tanaka, J. et al.: »Seasonal changes in the expression of energy metabolism-related genes in white adipose tissue and skeletal muscle in female Japanese black bears«. In: *Comp Biochem Physiol B Biochem Mol Biol*. 2016; 196–197:38–47.

Spitz, J.; *Vitamin D – Das Sonnenhormon*. Mankau Verlag, 2014.

Stefano, G.B.; Samuel, J.; Kream, R. M.: »Antibiotics May Trigger Mitochondrial Dysfunction Inducing Psychiatric Disorders«. In: *Med Sci Monit*. 2017; 23:101–06.

Stoknes, K.; Scholwin, F.; Krzesinski, W. et al.: »Efficiency of a novel ›Food to waste to food‹ system including anaerobic digestion of food waste and cultivation of vegetables on digestate in a bubble-insulated greenhouse«. In: *Waste Manag.* 2016; 56:466–76.

Streffer, W.: *Magie der Vogelstimmen: Die Sprache der Natur verstehen lernen*. Freies Geistesleben, 2005.

Streffer, W.: *Klangsphären: Motive der Autonomie im Gesang der Vögel*. Freies Geistesleben, 2009.

Tolle, E.: *Jetzt! Die Kraft der Gegenwart*. Kamphausen, 2010.

Tremlett, H.; Bauer, K. C.; Appel-Cresswell, S. et al.: »The gut microbiome in human neurological disease: A review«. In: *Ann Neurol*. 2017; 81(3):369–82.

Vesalius, A.: *De humani corporis fabrica libri septem*. Basel: Johannes Oporinus, 1543.

Voigt, R. M.; Forsyth, C. B.; Green, S. J. et al.: »Circadian Rhythm and the Gut Microbiome«. In: *Int Rev Neurobiol*. 2016; 131:193–205.

Voigt, R. M.; Forsyth, C. B.; Green, S. J. et al.: »Circadian disorganization alters intestinal microbiota«. In: *PLoS One*. 2014; 9(5):e97500.

Wahlstrom, K. L.; Berger, A. T.; Widome, R.: »Relationships between school start time, sleep duration, and adolescent behaviors«. In: *Sleep Health*. 2017; 3(3): 216–21.

Yalom, I. D.: *In die Sonne schauen. Wie man die Angst vor dem Tod überwindet*. btb Verlag, 2010.

Yatsunenko, T.; Rey, F. E.; Manary, M. J. et al.: »Human gut microbiome viewed across age and geography«. *Nature* 2012; 486(7402):222–7.

https://www.urmu.de/de/Museum+Steinzeith%C3%B6hlen/Steinzeith%C3%B6hlen/Gei%C3%9Fenkl%C3%B6sterle-(Achtal)

http://www.knochenfloeten.de/geschichte.html [accessed 18.06 2017].

Rhythmus als Therapie und als Energiespender

AUVA: *BAUfit Beratungs- und Trainingsprogramme für Baufirmen. Endbericht*. Wien, 2000.

Borscheid, P.: *Das Tempo-Virus. Eine Kulturgeschichte der Beschleunigung*. Campus Verlag, 2004.

Chia, M.: *Tao Yoga des Heilens. Die Kraft des Inneren Lächelns*. Ansata, 1991.

Die Blumenuhr. Thorbecke, 2012.

Emmons, R. A.; McCullough, M. E.: »Counting blessings versus burdens: an experimental investigation of gratitude and subjective well-being in daily life«. In: *J Pers Soc Psychol*. 2003; 84(2):377–89.

Ende, M.: *Momo*. Thienemann Verlag, 1973.

Fischer-Rizzi, S.: *Himmlische Düfte. Das grosse Buch der Aromatherapie*. AT Verlag, 2014.

Griffiths, J.: *Zeit der Venus*. Rütten & Loening, 1999.

Grünewald, P.; Moser, M.; Gutberlet, W.: *Wachsen am Widerstand – Adaptive Resilienz. Leistungsfähig und gesund auch unter Belastung*. W-E-G, 2015.

Hildebrandt, G.: »Phase manipulation, shift work, and jet lag: an overview«. In: *Prog Clin Biol Res*. 1987; 227B:377–90.

Hildebrandt, G.: »Outline of chronohygiene«. In: *Chronobiologia*. 1976; 3(2):113–27.

McCullough, M. E.; Tsang, J. A.; Emmons, R. A.: »Gratitude in intermediate affective terrain: links of grateful moods to individual differences and daily emotional experience«. In: *J Pers Soc Psychol*. 2004; 86(2):295–309.

Moser, M.: *Das Geheimnis der Zirbe. Gesund im Schlaf*. Servus-Verlag, 2015.

Müller, R.: *Die geheime Sprache der Vögel. Den Vögeln lauschen, sich berühren lassen, von ihnen lernen*. AT Verlag, 2010.

Schafer, M. R.: »Soundscape«. Inner Traditions Bear & Comp, 1999.

Young, J.: *Handbuch für Mentoren. Mit dem Coyote-Guide zu einer tieferen Verbindung zur Natur: Grundlagen der Wildnispädagogik*. Biber-Verlag, 2014.

Young, J.: »What the Robin Knows: How Birds Reveal the Secrets of the Natural World by Jon Young«. Houghton Mifflin Harcourt, 2012.

Ressourcen für Ihre Zeitgestaltung

Brainard, G. C.; Hanifin, J. P.; Warfield, B. et al.: »Short-wavelength enrichment of polychromatic light enhances human melatonin suppression potency«. In: *J Pineal Res*. 2015; 58(3):352–61.

Gringras, P.; Middleton, B.; Skene, D J. et al.: »Bigger, Brighter, Bluer-Better? Current Light-Emitting Devices – Adverse Sleep Properties and Preventative Strategies«. In: *Front Public Health*. 2015; 3:233.

Hatori, M.; Gronfier, C.; Van Gelder, R. N. et al.: »Global rise of potential health hazards caused by blue light-induced circadian disruption in modern aging societies«. In: *NPJ Aging Mech Dis*. 2017; 3:9.

Reinhardt, Ernst: *Gedankensprünge. Aphorismen*. Friedrich Reinhardt Verlag, 2003, © 2003 Friedrich Reinhardt Verlag, Basel. S. 25.

Touitou, Y.; Touitou, D.; Reinberg, A.: »Disruption of adolescents' circadian clock: The vicious circle of media use, exposure to light at night, sleep loss and risk behaviors«. in: *J Physiol Paris*. 2017.

Touitou, Y.; Reinberg, A.; Touitou. D.: »Association between light at night, melatonin secretion, sleep deprivation, and the internal clock: Health impacts and mechanisms of circadian disruption«. In: *Life Sci*. 2017; 173:94–106.